Guia Prático de

Ventilação Mecânica

para Profissionais da Área da Saúde

Guia Prático de Ventilação Mecânica para Profissionais da Área da Saúde

EDITORAS

Luzia Noriko Takahashi Taniguchi

Mieko Claudia Miura

Cinthia Mucci Ribeiro

Marisa de Moraes Regenga

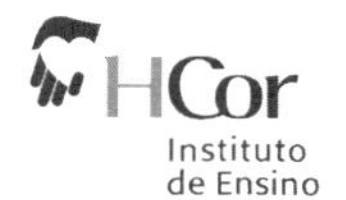

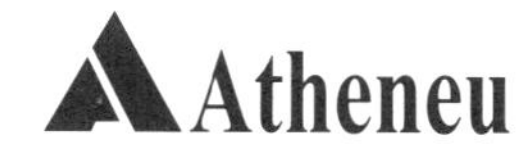

EDITORA ATHENEU

São Paulo — Rua Maria Paula, 123 – 18º andar
Tel.: (11) 2858-8750
E-mail: atheneu@atheneu.com.br

Rio de Janeiro — Rua Bambina, 74
Tel.: (21) 3094-1295
E-mail: atheneu@atheneu.com.br

DIAGRAMAÇÃO: Adielson Anselme
CAPA: Equipe Atheneu

CIP-BRASIL. CATALOGAÇÃO NA PUBLICAÇÃO
SINDICATO NACIONAL DOS EDITORES DE LIVROS, RJ

T17g

Guia prático de ventilação mecânica para profissionais da área de saúde/organização Luzia Noriko Takahashi Taniguchi ... [et al.]. – 1. ed. – Rio de Janeiro: Atheneu, 2019.
: il.

Inclui bibliografia
ISBN 978-85-388-0912-8

1. Respiradores (Medicina). 2. Respiração artificial. I. Taniguchi, Luzia Noriko Takahashi.

18-51870 CDD: 615.836
CDU: 615.816

Vanessa Mafra Xavier Salgado – Bibliotecária – CRB-7/6644

16/08/2018 20/08/2018

Taniguchi, L.N.T.; Miura M.C.; Ribeiro, C.M; Regenga, M.M.
Guia Prático de Ventilação Mecânica para Profissionais da Área da Saúde

Editoras

Luzia Noriko Takahashi Taniguchi

Coordenadora do Serviço de Fisioterapia do Setor de Emergência da Unidade de Terapia Intensiva e Unidade Coronariana do Hospital do Coração (HCor) – Associação Beneficente Síria. Especialista em Fisiologia do Exercício pela Universidade Federal de São Paulo (Unifesp). Especialista em Fisioterapia Cardiorrespiratória pela Universidade Cidade de São Paulo (UNICID). Fisioterapia pela Faculdade de Medicina da Universidade de São Paulo (FMUSP)

Mieko Claudia Miura

Mestre em Ciências da Reabilitação pela Faculdade de Medicina da Universidade de São Paulo (FMUSP). Título de Especialista em Terapia Intensiva pela Associação Brasileira de Fisioterapia Cardiorrespiratória e Fisioterapia em Terapia Intensiva (Assobrafir). Especialista em Fisioterapia em Pneumologia pela Universidade Federal de São Paulo (Unifesp). Aprimoramento Profissional em Fisioterapia Cardiorrespiratória pelo Hospital do Coração (HCor). Fisioterapeuta Graduada pela Universidade de Ribeirão Preto (UNAERP). Fisioterapeuta Supervisora da UTI Adulto do Hospital do Coração (HCor). Instrutora de BLS no Centro de Ensino, Treinamento e Simulação do Hospital do Coração (HCor) – CETES

Cinthia Mucci Ribeiro

Fisioterapeuta da UTI Adulto do Hospital do Coração (HCor) - Associação Beneficente Síria. Especialista em Terapia Intensiva pelo Hospital AC Camargo. Aprimoramento Profissional em Fisioterapia Cardiorrespiratória pelo Hospital do Coração (HCor) - Associação Beneficente Síria. Instrutora dos Cursos BLS, Heart Saver e Primeiros Socorros da AHA pelo Centro de Ensino, Treinamento e Simulação do HCor.

Marisa de Moraes Regenga

Gerente de Reabilitação do Hospital do Coração (HCor)- Associação Beneficente Síria Fisioterapia pela Pontifícia Universidade Católica de Campinas (PUC-Campinas).

Colaboradores

Caroline Maschio de Censo

Fisioterapeuta da Unidade Coronariana do Hospital do Coração (HCor) – Associação Beneficente Síria. Especialista em Fisioterapia Cardiorrespiratória pelo Instituto do Coração (InCor-HCFMUSP). Especialista em Fisiologia do Exercício e Treinamento Resistido pela Escola de Educação Permanente do Hospital das Clínicas da Faculdade de Medicina da Universidade de São Paulo (EEP-HCFMUSP). Fisioterapeuta pela Universidade Federal de São Paulo (Unifesp).

Kessy Lima Ruas

Fisioterapeuta da UTI do Hospital do Coração (HCor) – Associação Beneficente Síria. Especialista em Fisioterapia Cardiorrespiratória pelo Instituto do Coração (InCor-HCFMUSP). Fisioterapeuta pela Universidade Santa Cecília (UNISANTA) – Santos, SP.

Marcel Yasunaga Ferreira

Fisioterapeuta da UTI do Hospital do Coração (HCor) – Associação Beneficente Síria. Fisioterapeuta da UTI no Hospital Municipal Vila Santa Catarina – Hospital Israelita Albert Einsten. Especialista em Fisiologia do Exercício pela Universidade Federal de São Paulo (Unifesp). Aprimoramento Profissional em Fisioterapia Cardiorrespiratória pelo Hospital do Coração (HCor) – Associação Beneficente Síria. Fisioterapeuta pela Universidade Nove de Julho.

Marcela Viceconte

Mestre em Ciências da Saúde pela Universidade Federal de São Paulo (Unifesp). Fisioterapeuta da Unidade de Terapia Intensiva Adulto do Hospital do Coração (HCor) – Associação Beneficente Síria. Especialista em Cardiologia pela Residência Multiprofissional da Unifesp. Fisioterapeuta pela Unifesp.

Thais Moraes Vieira

Fisioterapeuta da UTI do Hospital do Coração (HCor) – Associação Beneficente Síria. Especialista em Fisioterapia Cardiorrespiratória pelo Instituto do Coração (InCor-HCFMUSP). Fisioterapeuta pela Universidade Federal de São Paulo (Unifesp).

Weriton Abreu Bernardi

Fisioterapeuta da UTI do Hospital do Coração (HCor) – Associação Beneficente Síria. Fisioterapeuta Supervisor da UTI Cirúrgica do Instituto do Coração (InCor-HCFMUSP). Especialista em Fisioterapia Cardiorrespiratória pelo Instituto do Coração (InCor-HCFMUSP). Fisioterapeuta pela Universidade de Vila Velha (UVV) – ES.

Prefácio

Este livro, que nasceu da necessidade de atendermos os profissionais atuantes na Terapia Intensiva na condução de pacientes no uso de ventilação mecânica, pretende trazer conceitos básicos e avançados que possam elucidar os questionamentos a respeito das estratégias mais eficientes no manejo ventilatório desses pacientes.

O crescente avanço tecnológico permite o acesso a diversos equipamentos com recursos distintos, dificultando muitas vezes a seleção da modalidade e/ou do recurso mais efetivo, ressaltando a possibilidade de se precisar de um conhecimento mais consistente de conceitos indispensáveis a um ajuste adequado do ventilador.

Ao longo de 11 capítulos, fisioterapeutas com vasta experiência em terapia intensiva e no manuseio de pacientes em ventilação mecânica se dedicam a tratar de questões correntes do dia a dia de maneira clara e concisa.

Os tópicos foram selecionados de modo a contemplar três esferas distintas, porém, intimamente interligadas:

1. Temas de conhecimento básico essenciais para o correto ajuste ventilatório, como interpretação de gasometria, interação cardio pulmonar, fisiopatologia da insuficiência respiratória e conceitos de ventilação mecânica.
2. Ajustes ventilatórios em situações específicas como pacientes obstrutivos, restritivos ou com lesões induzidas pela ventilação mecânica.
3. Interpretação de traçados e ajuste fino do ventilador.

Esses autores foram capazes de concentrar esses temas em poucas páginas de modo a tornar a leitura fácil e o aprendizado efetivo, garantindo que os temas fossem abordados "à luz" do que se tem de mais moderno e atual, sempre respaldados pela evidência científica e referendados pela prática do seu cotidiano.

Não tenho dúvida de que esta obra irá atingir o seu objetivo de auxiliar os profissionais que queiram se iniciar pelos caminhos da ventilação mecânica ou se manter atualizados. Meus anos de experiência e convivência com esses profissionais, acompanhando de perto o resultado da assistência prestada pela equipe de fisioterapia da Terapia Intensiva do HCor, me deixam bastante confortável para indicar a sua leitura.

Marisa de Moraes Regenga

Introdução

Na experiência profissional, percebe-se que a Ventilação Mecânica (VM) é uma das grandes preocupações dos profissionais atuantes em Unidades de Urgência e Emergência, Terapia Intensiva (UTI) e Semi-Intensiva. Este guia prático tem como objetivo auxiliar o manejo da ventilação mecânica pelos profissionais da área de saúde, médicos e fisioterapeutas. Este guia aborda, entre outros temas, os princípios da mecânica ventilatória e o conhecimento dos modos ventilatórios; a interação cardiopulmonar com a pressão positiva e as repercussões hemodinâmicas; os efeitos deletérios induzidos pela ventilação mecânica e seus cuidados; e o desmame ventilatório. Abordamos também a identificação dos tipos de assincronias ventilatórias que podem ocorrer no dia a dia da prática clínica, causando prejuízo na recuperação do paciente e podendo prolongar o tempo na ventilação mecânica. Este é um achado frequente, e que necessita da intervenção de ajuste fino de um profissional habilitado. E para finalizar, atualmente os ventiladores mecânicos proporcionam ao profissional de saúde amplo "arsenal" no referente à avaliação de parâmetros, estão à disposição os gráficos das curvas e *loops* que refletem a mecânica pulmonar do paciente, sendo uma ferramenta muito importante para guiá-lo no melhor cuidado ventilatório ao paciente.

Esperamos que este guia venha a colaborar para ampliar o conhecimento no que se refere ao manejo da ventilação mecânica e aos cuidados essenciais.

As editoras

Sumário

Insuficiência Respiratória Aguda

1

CAPÍTULO

Caroline Maschio de Censo

Definição

A insuficiência respiratória aguda (IRpA) pode ser definida como a incapacidade de o sistema respiratório captar oxigênio (O_2) e/ou remover o gás carbônico (CO_2) do sangue e dos tecidos do organismo. Trata-se de uma síndrome e não de uma doença, sendo diversas as suas causas.

Classificação

Tipo I ou hipoxêmica

A insuficiência respiratória tipo I é definida como $PaO_2 < 60$ mmHg, com um valor normal ou baixo de $PaCO_2$ em ar ambiente. Geralmente é caracterizada pelo comprometimento do parênquima pulmonar, envolvendo presença de fluidos e/ou colabamento das unidades alveolares ou da circulação pulmonar.

Tipo II ou hipercápnica

A hipercapnia está presente quando a $PaCO_2$ está acima do normal, > 45 mmHg, podendo ou não estar associada a uma hipoxemia. Esse tipo de insuficiência respiratória ocorre pela incapacidade de se manter a ventilação alveolar em níveis suficientes para eliminar o CO_2 que chega aos pulmões, uma vez que o volume-minuto alveolar (VE) é definido por:

$$VE = f \times (VC - Vd)$$

f: Frequência respiratória; VC: Volume corrente; Vd: Espaço morto.

Por definição, o VE é o volume total que penetra nas áreas de trocas gasosas por minuto, sendo diretamente proporcional ao aumento da f e de VC, enquanto o aumento do Vd ocasiona a sua diminuição, ocorrendo o mesmo em situação inversa: Caso haja diminuição da f e/ou VC, diminuirá o VE e, consequentemente, aumentará a retenção de $PaCO_2$.

As duas causas mais comuns de hipoventilação alveolar em UTI são a depressão respiratória induzida por drogas e a presença de fraqueza neuromuscular. A medida da pressão inspiratória máxima ($PI_{máx}$) é o método-padrão para avaliar a força da musculatura respiratória, podendo ser aferida quando há esforço inspiratório máximo contra a válvula fechada. A $Pi_{máx}$ varia com a idade e o sexo. Indivíduos saudáveis apresentam valores de $Pi_{máx} > 80$ cmH_2O. A hipercapnia se desenvolve quando o valor da $Pi_{máx}$ cai para 40% do normal, como pode ocorrer em casos de doença neuromuscular progressiva (Figura 1.1).

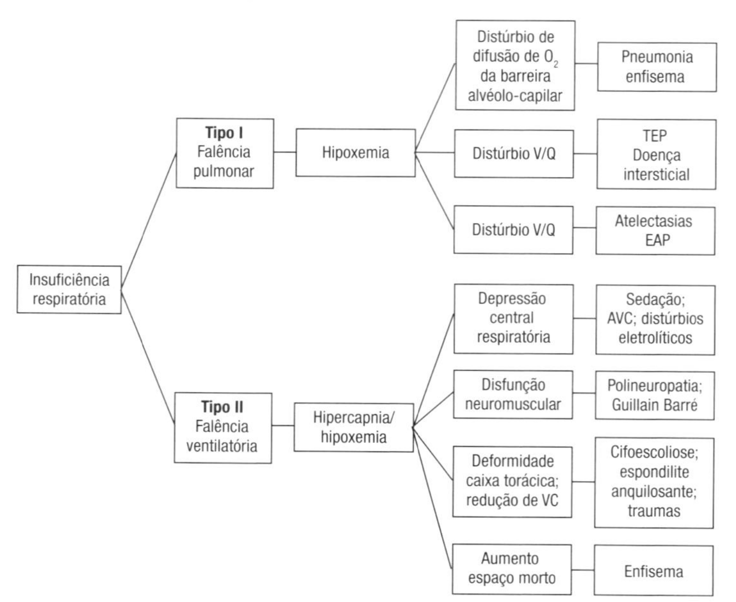

Figura 1.1 Causas de insuficiência respiratória. Relação V/Q – relação ventilação-perfusão. AVC: acidente vascular cerebral; EAP: edema agudo de pulmão; TEP: tromboembolismo pulmonar.
Fonte: adaptada da Associação de Medicina Intensiva Brasileira. Insuficiência Respiratória Aguda. In: Fundamentos em Terapia Intensiva. 2ª ed. Revinter Ltda. 2000.

Vale ressaltar a distinção entre insuficiência respiratória aguda e crônica. A primeira se instala em minutos ou horas e se caracteriza por instabilidade, isto é, a troca gasosa piora à medida que o quadro evolui. Já a segunda se instala ao longo de dias, semanas ou meses e se estabiliza através de mecanismos fisiológicos compensatórios.

Diagnóstico

Tanto os tipos I e II de IRpA resultam em manifestações clínicas que alertam para o diagnóstico, o qual requer alguma medida objetiva, como a oximetria de pulso de O_2 (SpO_2), e a gasometria arterial para sua confirmação, classificação, avaliação da gravidade e escolha da terapêutica mais adequada. O quadro clínico da IRpA dependerá da doença de base e dos seus fatores precipitantes. As Tabelas 1.1 e 1.2 mostram os principais diagnósticos de IRpA, classificando-os em tipos I e II.

Tabela 1.1 Classificação dos tipos de IRpA

	Hipoxêmica (Tipo I)	Hipercápnica (Tipo II)
Característica	Déficit de oxigenação e troca gasosa Hipoxemia refratária	Déficit de ventilação SpO_2 normal ou ↓
Gasometria	PaO_2 ↓↓ $PaCO_2$ normal ou ↓ pH ≥ 7,45	PaO_2 ↓ $PaCO_2$ ↑↑ pH ≤ 7,35
Sistema nervoso central	Agitação Confusão Convulsões/coma	Sonolência Apreensão Torpor/coma
Sistema respiratório	Taquipneia (f > 25 rpm) Hiperventilação, dispneia, uso de musculatura acessória	Taquipneia ou bradipneia (f < 10 rpm), hipoventilação, uso de musculatura acessória/abdominal
Sistema cardiovascular	**Iniciais:** taquicardia, hipotensão **Hipoxemia grave:** bradicardia, sinais de baixo débito cardíaco.	Sinais de vasoconstrição e vasodilatação
Radiografia de tórax	Atelectasia/condensação, infiltrado/congestão difusa	Parênquima normal Alteração de caixa torácica

f: frequência respiratória; O_2: pressão arterial de oxigênio; $PaCO_2$: pressão arterial de dióxido de carbono; rpm: respirações por minuto.

Fonte: adaptada de Nayla Petousi. Acute Medicine: a Pratical Guide to the Management of Medical Emergencies. 5ª ed. 2018. Capítulo 11.

Tabela 1.2 Diagnósticos de IRpA

Hipoxêmica (tipo I)	Hipercápnica (tipo II)	Doenças respiratórias (tipos I e II)
Pneumonia Tromboembolismo pulmonar Edema pulmonar SDRA	***Drive* respiratório reduzido** Sedativos Traumas cranianos AVC **Doenças neuromusculares e da caixa torácica** Lesões cervicais Síndrome de Guillain Barré Miastenia *gravis* Poliomielite Esclerose amiotrófica lateral Paralisia diafragmática Obstrução de vias aéreas Deformidades da caixa torácica (aguda ou crônica)	DPOC Doenças intersticiais Asma Pneumotórax

AVC: acidente vascular cerebral; DPOC: doença pulmonar obstrutiva crônica; SDRA: síndrome do desconforto respiratório agudo; SpO_2: saturação periférica de O_2.
Fonte: adaptada de Nayla Petousi. Acute Medicine: a Pratical Guide to the Management of Medical Emergencies. 5ª ed. 2018. Capítulo 11.

Tratamento

Os objetivos do tratamento de pacientes com IRpA incluem alívio do desconforto respiratório com resolução dos sinais e sintomas relacionados à hipoxemia e/ou hipercapnia, reversão da acidose respiratória e da hipoxemia, além de uma oferta de oxigênio adequada aos tecidos do organismo.

Oxigenoterapia

Na maioria das vezes é possível reverter prontamente a hipoxemia com o uso de O_2 suplementar, mantendo uma PaO_2 acima de 60mmHg, com a menor fração inspirada de oxigênio (FiO_2) possível para uma SpO_2 acima de 90%, vale ressaltar que devemos evitar o uso prolongado de altas FiO_2 (acima de 0,6) que, além de seus efeitos tóxicos pela formação de espécies reativas de O_2 e causar as atelectasias de reabsorção, resultam em piora da relação ventilação-perfusão (V/Q). O uso indiscriminado de O_2 em pacientes sem hipoxemia arterial poder provocar aumento da resistência vascular sistêmica (por vasoconstrição sistêmica) e da pressão arterial com consequente redução do débito cardíaco (DC).

A oxigenoterapia pode ser ofertada por três tipos de sistema:

- **Sistema de baixo fluxo:** fornece oxigênio suplementar diretamente às vias aéreas com fluxos de até 6 L/min. Como o fluxo inspiratório de um adulto é superior a esse valor, o oxigênio fornecido por esse dispositivo de baixo fluxo será diluído com o ar, resultando em uma FiO_2 baixa e variável (cânula nasal/cateter nasal).
- **Sistema de alto fluxo:** fornece determinada concentração de oxigênio, possibilitando o ajuste mais preciso da FiO_2, sendo o fluxo e o reservatório suficientes para atender a demanda de ventilação do paciente (máscara de Venturi).
- **Cânula de alto fluxo (CAF) de oxigênio:** esse recurso permite o fornecimento de alto fluxo de oxigênio aquecido e umidificado para as cânulas nasais, permitindo o ajuste tanto do fluxo em litros por minuto (L/m), como o percentual da FiO_2. Além de promover conforto com a diminuição do trabalho respiratório pelo alto fluxo laminar de oxigênio, também proporciona um efeito de pressão positiva nas vias aéreas. Outro benefício seria a diminuição de CO_2 pelo alto fluxo laminar nas vias aéreas superiores, auxiliando na diminuição do espaço morto.

A resposta à oxigenoterapia deve ser avaliada e interpretada visando estabelecer a causa predominante de hipoxemia para determinação da gravidade nos casos de lesão pulmonar aguda de acordo com a definição de Berlim (2012), que classifica a SDRA em leve, moderada e grave (Tabela 1.3).

Tabela 1.3 Classificação da síndrome do desconforto respiratório agudo

Critério	Leve	Moderada	Grave
Tempo de início	Aparecimento súbito dentro de 1 semana após exposição a fator de risco ou aparecimento ou piora de sintomas respiratórios		
Hipoxemia (PaO_2/FIO_2)	201-300 com PEEP/CPAP $\geq$ 5	101-200 com PEEP $\geq$ 5	$\leq$ 100 com PEEP $\geq$ 5
Origem do edema	Insuficiência respiratória não claramente explicada por insuficiência cardíaca ou sobrecarga volêmica		
Anormalidades radiológicas	Opacidades bilaterais*	Opacidades bilaterais*	Opacidades bilaterais*

*Opacidade não justificada por derrames pleurais, colapso pulmonar ou nódulos pulmonares.

Fonte: adaptada da Associação de Medicina Intensiva Brasileira. Insuficiência Respiratória Aguda: Fundamentos em Terapia Intensiva. 2ª ed. Revinter Ltda. 2000.

Cuidados para reversão da hipercapnia

Para melhorar a insuficiência respiratória ventilatória é necessário otimizar a capacidade neuromuscular e diminuir a carga ventilatória com o trabalho de uma equipe multidisciplinar envolvida nos cuidados em relação à hipercapnia.

Cuidados

- Repouso temporário da musculatura respiratória fatigada com um suporte ventilatório adequado que aumente a ventilação alveolar com o uso de ventilação mecânica (invasiva ou não invasiva).

  Esses temas serão abordados nos capítulos a seguir.
- Treinamento fisioterápico da musculatura inspiratória na presença de fraqueza muscular ($Pi_{máx}$ < 60 mmHg).
- Nutrição adequada visando à correção de desnutrição prévia e à prevenção de aparecimento de hiperalimentação (com aumento da produção de CO_2);
- Equilíbrio hidroeletrolítico, com especial atenção para potássio, fósforo, cálcio e magnésio.

Tabela 1.4 Dispositivos para oxigenoterapia e indicações principais

Dispositivo de oxigenoterapia	FIO_2	Principais indicações
Cateter nasal de O_2	Cada L/min aumenta em 3% a 4% a FiO_2 Ex.: 3 L/min = FiO_2 de 30% a 33% máximo: 5 L/min	Casos de menor gravidade IRpA sem *shunt* como mecanismo predominante
Máscara facial de Venturi	Mistura ar-oxigênio FiO_2 precisa (24% a 50%) Uso de altos fluxos	Necessidade de titulação de FiO_2 IRpA mista
Máscara facial de nebulização	Combinações variáveis de O_2 e fluxos moderados	IRpA hipoxêmica não refratária a O_2
Máscara facial com reservatório	Alta concentração (90% a 100%) de O_2 e uso de altos fluxos	IRpA hipoxêmica com predomínio de *shunt* (SARA, pneumonia grave)
Cânula de alto fluxo (CNAF)	FiO_2 21% a 100% Fluxo: até 40 a 60 lpm Gás aquecido e umidificado	IRpA hipoxêmica com predomínio de *shunt* (SDRA, pneumonia grave)

FiO_2: fração inspirada de oxigênio; O_2: oxigênio; CNAF: cânula nasal de alto fluxo; IRpA: insuficiência respiratória aguda; SDRA: síndrome do desconforto respiratório agudo.

Fonte: adaptada de Ademilson Pedrosa Lago et al. Fisioterapia Respiratória Intensiva. 1ª ed. Editora CBBE. 2010. Rafaelle Scala e Leo Heunks. Highlights in acute respiratory failure. Eur Respir Rev. 2018.

- Evitar drogas que possam prejudicar o desempenho: corticoides, relaxantes musculares e aminoglicosídeos
- Adequar a oferta de O_2 para a musculatura respiratória com o aumento do débito cardíaco (p. ex.: dobutamina) e/ou aumento do conteúdo arterial de O_2.
- Limitar a oferta de oxigênio para SpO_2 entre 88% e 92% para pacientes retentores de CO_2 crônicos (p. ex.: doença pulmonar obstrutiva crônica (DPOC) grave e com doença neuromuscular avançada). Evitar hiperóxia, pois pode deprimir o *drive* respiratório e agravar o quadro e/ou prorrogar o desmame ventilatório.
- Diminuição da carga resistiva das vias aéreas: clearance de secreção, broncodilatador, obstrução de via aérea superior;
- Melhorar a biomecânica respiratória: otimizar a hiperinsuflação com uso de broncodilatador e, se necessário, correção da pressão positiva expiratória final (PEEP) intrínseca, e melhorar posicionamento com elevação do decúbito.

Para alguns casos de IRpA, sobretudo os mais graves, se fará necessária a intubação traqueal. Outra estratégia, além da ventilação mecânica, é a utilização da oxigenação por membrana de oxigenação extracorpórea (ECMO). É uma técnica médica extracorpórea usada para fornecer suporte de oxigênio para coração e pulmão em pacientes nos quais esses órgãos estão com a função muito prejudicada. É utilizada para se conseguir a depuração de CO_2 e O_2 do sangue de forma independente do pulmão nativo.

A Figura 1.2 mostra as estratégias terapêuticas para suporte e manejo da IRpA.

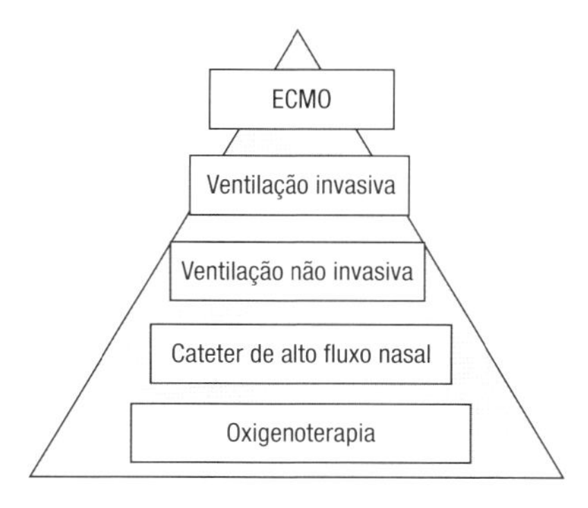

Figura 1.2 Estratégias terapêuticas para suporte e manejo da IRpA.
Fonte: adaptada de Rafaelle Scala. Challenges on non-invasive ventilation to treat acute respiratory failure in the elderly. BMC Pulm Med. 2016.

LEITURA RECOMENDADA

Associação de Medicina Intensiva Brasileira. Insuficiência Respiratória Aguda. In: Fundamentos em Terapia Intensiva. 2ª ed. Revinter Ltda. 277 p. 2000.

BTS Guideline for Oxygen use in Adults in Healthcare and Emergency Settings British Thoracic Society Emergency Oxygen – Guideline Development Group. Volume 72 Supplement 1 | Thorax June 2017; 12.

Sprigings DC, Chambers JB et al. Acute Medicine: a Pratical Guide to the Management of Medical Emergencies, 5ª Ed. 2018; 11.

West JB. Fisiopatologia Pulmonar: Princípios Básicos. 7ª ed., Porto Alegre. Artmed. 2010.

Lago AP. Fisioterapia Respiratória Intensiva. 1ª ed. Editora CBBE. 2010.

Gibelin A et al. Acute respiratory distress syndrome mimickers lacking common risk factors of the Berlin Definition. Intensive Care Med DOI 10.1007/s00134-015-4064-y. 2015.

http://www.medicinanet.com.br/conteudos/revisoes/2152/insuficiencia_respiratoria_aguda.htm

Lenglet H, Sztrymf B et al. Humidified High Flow Nasal Oxygen During Respiratory Failure in the Emergency Department: Feasibility and Efficacy. Respir Care. 2012 Nov; 57(11):1873-8.

Sansri P et al. Manual Prático de Ventilação Mecânica em Pronto-Socorro e UTI. São Paulo. Editora Atheneu. 2014.

Scala R, Heunks L. Highlights in acute respiratory failure. Eur Respir Rev. 2018; 27: 180008 [https://doi.org/10.1183/16000617.0008-2018].

Scala R. Challenges on non-invasive ventilation to treat acute respiratory failure in the elderly. BMC Pulm Med. 2016; 16: 150.

Ventilação Não Invasiva

2

CAPÍTULO

Caroline Maschio de Censo

Definição

A ventilação mecânica não invasiva (VNI) é um método de ventilação eficiente realizado sem a utilização de via aérea artificial. Máscaras nasais, faciais, capacetes ou itens semelhantes funcionam como interface entre o paciente e o ventilador, substituindo a prótese endotraqueal (Tabela 2.1).

A VNI é uma opção para tratamento de insuficiências respiratórias agudas tipos I e II, é amplamente utilizada no cenário de cuidados agudos nas diversas etiologias com seus diferentes graus de recomendação com base nas evidências de estudos científicos (Tabela 2.2).

Tabela 2.1 Objetivos da VNI

Diminuição do trabalho respiratório
Melhora das trocas gasosas
Melhora da reexpansão pulmonar
Aumento da ventilação alveolar
Repouso da musculatura respiratória
Manutenção e/ou melhora dos volumes e capacidades pulmonares
Diminuição da dispneia
Redução da necessidade de IOT
Redução da mortalidade

IOT: Intubação orotraqueal.
Fonte: adaptada de Ademilson Pedrosa Lago et al. Fisioterapia Respiratória Intensiva. 1ª ed. Editora CBBE. 2010.

Tabela 2.2 Indicações da VNI

Indicações	Grau de evidência	Recomendações
Exacerbação da DPOC	⊕⊕⊕⊕	Diminuição da necessidade de IOT Diminuição do tempo de internação e mortalidade. Facilita a extubação e a retirada precoce da VMI Binível: para reversão da hipercapnia e melhora do quadro respiratório
EAP cardiogênico	⊕⊕⊕	Diminuição da necessidade de IOT e da mortalidade hospitalar Binível (IPAP até 15 cmH_2O e EPAP 5 a 10 cmH_2O) CPAP 5 a 10 cmH_2O
Cuidado paliativo	⊕⊕⊕	Oferecer a VNI a pacientes dispneicos para paliação, atenuação, no contexto de câncer terminal ou outras condições terminais. Respeitar o conforto do paciente e a tolerância.
Imunossuprimidos	⊕⊕⊕	Diminui a necessidade de IOT e a mortalidade Podem ser usadas CPAP como binível
Pós-operatório	⊕⊕⊕	Cirurgias esofágica, torácica, abdominal, cardíaca e bariátrica: pressões menores IPAP < 15 cmH_2O e EPAP < 8 cmH_2O. Pode ser CPAP também
Exacerbação de asma	Necessita de mais evidências	Uso benéfico se associado à medicação para melhorar a obstrução ao fluxo aéreo e diminuir o esforço respiratório em pacientes em crise asmática moderada e acentuada
SDRA	Necessita de maiores evidências	Uso benéfico em SDRA leve; com cautela em SDRA moderada SDRA grave. Evitar a utilização de VNI (alta taxa de falência respiratória e necessidade de IOT, especialmente em pacientes com PaO_2/FIO_2 < 140 e SAPS II > 35)
PAC grave	Necessita de mais evidências	IRpA hipoxêmica, especialmente em portadores de DPOC
Pós-extubação	⊕⊕	Diminui tempo de VM Reduz mortalidade e taxa de PAV Uso imediato pós-extubação em pacientes de risco de Re-IOT

Grau de evidência: ⊕⊕⊕⊕, alta; ⊕⊕⊕, moderada; ⊕⊕, baixa ⊕, muito baixa.

DPOC: Doença pulmonar obstrutiva crônica; VMI: ventilação mecânica invasiva; EAP: edema agudo pulmonar cardiogênico; IPAP: pressão positiva inspiratória nas vias aéreas; EPAP: pressão positiva expiratória nas vias aéreas; SARA: Síndrome do desconforto respiratório agudo; SAPS II: *Simplified Acute Physiology Score*; PAC: Pneumonia Associada à Comunidade; PAV: pneumonia associada à ventilação mecânica.

Fonte: adaptada do Comitê de Ventilação Mecânica. Diretriz Brasileira de Ventila ção Mecânica 2013. Bram Rochewerg et al. ERS/ATS evidence-based recommendations for the use of noninvasive ventilation in acute respiratory failure. 2017.

Na ausência de contraindicações (Tabela 2.3), os pacientes com incapacidade de manter ventilação espontânea (volume-minuto > 4L/m, $PaCO_2$ < 50 mmHg e pH > 7,25) devem iniciar uso de VNI com dois níveis de pressão com a pressão inspiratória suficiente para manter um processo de ventilação adequada, visando impedir a progressão para fadiga muscular e/ou parada respiratória.

São considerados pacientes em risco de falha de extubação e que poderão se beneficiar do uso de VNI após extubação (uso profilático):

- Hipercapnia.
- Insuficiência cardíaca congestiva.
- Tosse ineficaz ou secreção retida em vias aéreas.
- Mais do que um fracasso no teste de respiração espontânea.
- Morbidades, como DPOC e enfisema.
- Obstrução das vias aéreas superiores.
- Idade > 65 anos.
- Aumento da gravidade, avaliada por um Acute Physiology and Chronic Health Evaluation (APACHE) > 12 no dia da extubação.

Tabela 2.3 Contraindicações

Absolutas	Relativas
Necessidade de intubação de emergência	Incapacidade de cooperar, proteger as vias aéreas ou secreções abundantes
Parada cardíaca ou respiratória	Rebaixamento de nível de consciência (exceto acidose hipercápnica em DPOC)
	Falências orgânicas não respiratórias (encefalopatia, arritmias malignas ou hemorragias digestivas graves com instabilidade hemodinâmica)
	Cirurgia facial ou neurológica
	Trauma ou deformidade facial
	Alto risco de aspiração
	Obstrução das vias aéreas superiores
	Anastomose de esôfago recente (evitar pressurização acima de 20 cmH_2O)

DPOC: doença pulmonar obstrutiva crônica.
Fonte: adaptada do Comitê de Ventilação Mecânica. Diretriz Brasileira de Ventilação Mecânica. 2013.

- Tempo de ventilação mecânica > 72 horas.
- Portadores de doenças neuromusculares.
- Obesos.

Entretanto, sua utilização pode apresentar vantagens e desvantagens na prática clínica (Tabela 2.4).

Modos de VNI

A VNI possui modos e modalidades a serem ajustados de acordo com a necessidade e o conforto do paciente. Esses modos básicos para sua utilização são conhecidos como CPAP (*Continuous Positive Airway Pressure*) e Binível/BIPAP, descritos na Tabela 2.5.

Iniciando a VNI

- Alguns cuidados devem ser aplicados durante o uso da VNI: Esclarecer o procedimento ao paciente e a sua necessidade para a devida recuperação clínica.
- Posicionar o paciente em decúbito elevado.

Tabela 2.4 Vantagens e desvantagens da VNI

Vantagens	Desvantagens
Preservação das vias aéreas	Desconforto pelo uso de máscara/ claustrofobia
Suporte ventilatório precoce	Necessidade de mais ajustes; escape de ar pela máscara; tempo maior de manejo pela equipe assistencial
Possibilidade de o paciente se alimentar e comunicar	Possibilidade de lesão de pele por úlceras de pressão
Facilidade de aplicação e remoção	Sem proteção das vias aéreas
Prevenção de complicações da IOT e risco de PAV	Sem acesso direto à árvore brônquica para aspiração de secreção
Menor necessidade de sedação	Hipoxemia transitória durante a instalação e remoção da máscara
Suporte ventilatório de uso domiciliar	Pode prorrogar a decisão de intubação e ventilação adequada

PAV: pneumonia associada à ventilação; IOT: intubação orotraqueal.

Fonte: adaptada de Ademilson Pedroza Lago et al: Fisioterapia Respiratória Intensiva. 1ª ed. Editora CBBE. 2010. Comitê de Ventilação Mecânica: Diretriz Brasileira de Ventilação Mecânica. 2013.

Tabela 2.5 Modos de VNI

Modos	Descrição	Indicação
CPAP	Pressão constante nas vias aéreas Ventilação espontânea	EAP cardiogênico PO de cirurgia abdominal AOS leve/moderada
Binível/BIPAP	Dois níveis de pressão: – IPAP ou PSV – EPAP ou PEEP	Hipercapnias agudas Descanso da musculatura respiratória EAP cardiogênico Infecções de imunossuprimidos

AOS: apneia obstrutiva do sono; EAP: edema agudo pulmonar; EPAP: pressão positiva expiratória nas vias aéreas; IPAP: pressão positiva inspiratória nas vias aéreas; PEEP: pressão positiva expiratória final; PO: pós-operatório; PSV: ventilação com pressão de suporte.

Fonte: adaptada de Ademilson Pedroza Lago et al. Fisioterapia Respiratória Intensiva, 1ª ed. Editora CBBE. 2010.
Comitê de Ventilação Mecânica: Diretriz Brasileira de Ventilação mecânica. 2013.
Maria Ignez Feltrim et al. Fisioterapia Cardiorrespiratória na UTI Cardiológica. Editora Blucher. 2015.

- Selecionar o aparelho e a interface adequada para conforto e adequação de menor escape de ar.
- Iniciar a terapia com parâmetros mais baixos para melhor adaptação ao paciente.
- Posicionar a máscara ao rosto e, se necessário, segurá-lo inicialmente contra o rosto para o paciente se adaptar e se sentir seguro antes de fixá-lo na touca.
- Aumentar os parâmetros conforme tolerância do paciente e até atingir VC de 4–8 mL/kg de peso ideal. O valor da PEEP/EPAP entre 5 e 10 cmH_2O, de acordo com a necessidade de correção da hipoxemia.
- Ajustar os tempos de rampa de fluxo e de ciclagem para expiração é essencial para melhor sincronismo paciente-ventilador.
- Ajustar aporte do O_2 para SpO_2 de 95% a 97%; exceto para DPOC e retentores de CO_2, ajustar para SpO_2 entre 92%–95%.
- Ajustar a máscara com fixadores cefálicos, com o cuidado de evitar pontos de pressão sobre a pele *para evitar* lesões; se necessário, utilizar placas de gel sob os pontos de maior pressão.
- Ajustar os alarmes e orientar o paciente caso haja necessidade de remoção para socorro imediato.
- Monitorização constante da hemodinâmica, SpO_2, nível de consciência e padrão respiratório.
- Solicitar gasometria arterial e reavaliar eficácia nos primeiros 30 a 120 minutos.

Sucesso e insucesso da VNI

O uso da VNI deve ser monitorado pelo profissional da saúde à beira-leito de 30 minutos a 2 horas. Espera-se sucesso na população hipercápnica com o uso da VNI em 75% dos casos e, nos hipoxêmicos, em cerca de 50% (Figura 2.1).

Caso não haja melhora ou reversão do quadro respiratório em até 2 horas, a intubação deve ser recomendada (Tabela 2.6).

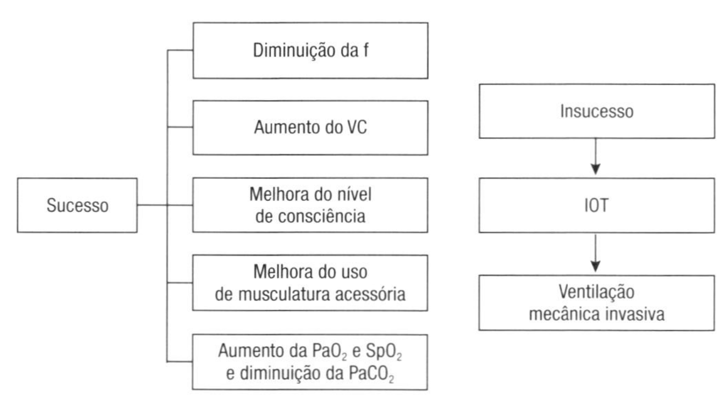

Figura 2.1 Sucesso e insucesso da VNI.
f: Frequência respiratória; VC: Volume corrente; IOT: intubação orotraqueal; PaO_2: pressão parcial arterial de oxigênio; $PaCO_2$: pressão parcial arterial de dióxido de carbono; SpO_2: saturação periférica de oxigênio
Fonte: adaptada de Priscila Sandri et al. Manual Prático de Ventilação Mecânica em Pronto-Socorro e UTI. Editora Atheneu. 2014.

Tabela 2.6 Preditores do uso da VNI

Sucesso	Insucesso
Melhora da gasometria e frequência respiratória após 2 horas	Sem melhora das trocas gasosas (gasometria)
Pacientes menos graves (< APACHE II)	Ausência da melhora da dispneia
Hipercapnia: $PaCO_2 > 45$ mmHg	Alteração do nível de consciência
Acidose: Ph < 7,35	Instabilidade hemodinâmica
	Intolerância a máscara

APACHE: *Acute Physiology and Chronic Health Evaluation*; $PaCO_2$: pressão parcial arterial de dióxido de carbono.
Fonte: adaptada de Priscila Sandri et al. Manual Prático de Ventilação Mecânica em Pronto-Socorro e UTI. Editora Atheneu. 2014.

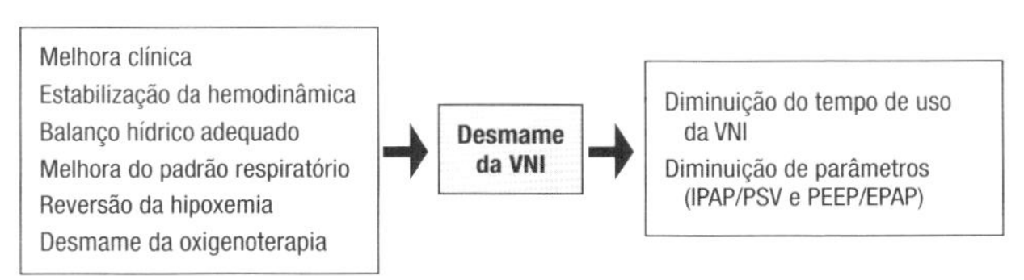

Figura 2.2 Desmame da VNI.
EPAP: Pressão positiva expiratória nas vias aéreas; IPAP: Pressão positiva inspiratória nas vias aéreas; PEEP: Pressão positiva expiratória final; PSV: Ventilação com pressão de suporte; VNI: ventilação não invasiva.
Fonte: adaptada de Ademilson Pedroza Lago et al. Fisioterapia Respiratória Intensiva. 1ª ed. Editora CBBE. 2010.

Desmame da VNI

Para o desmame da VNI deve-se levar em consideração a evolução clínica do paciente como um todo de acordo com a Figura 2.2.

Modalidades

- O CPAP, além de funcionar como ventilador portátil e microprocessados, também pode ser usado por meio de geradores de fluxo. Esse recurso é de fácil aplicabilidade e para tal são necessários uma rede de oxigênio, um circuito, um filtro umidificador, uma válvula de PEEP, um fixador cefálico e uma máscara bidirecional.
- As características do Binível/BIPAP podem ser diferenciadas de acordo com a Tabela 2.7.

Tabela 2.7 Modalidades de Binível/BIPAP

Modalidades	Caracteristicas
VNI assistido-controlada (A/C)	Oscila entre momentos de controle do aparelho e espontâneo do paciente Se o paciente for incapaz de iniciar um ciclo respiratório em um tempo predeterminado, o aparelho inicia a oferta de pressão inspiratória Definir: PS; PEEP; Ti; I:E e f
VNI com pressão de suporte (PSV)	Ventilação espontânea iniciada pelo paciente Definir: PS, PEEP, ciclagem a fluxo e interrupção da ciclagem (fluxo inspiratório diminui até um percentual predeterminado do fluxo máximo)
VNI em pressão assistida proporcional	O ventilador administra uma pressão e um volume de ar proporcional ao esforço realizado pelo paciente, de acordo com suas necessidades metabólicas.

f: frequência respiratória; I:E : relação inspiração/expiração; PS: pressão de suporte; PSV: Ventilação com pressão de suporte; Ti: tempo inspiratório; VNI: ventilação não invasiva.
Fonte: adaptada de Ademilson Pedroza Lago et al. Fisioterapia Respiratória Intensiva. 1ª ed. Editora CBBE. 2010.

Os ajustes ventilatórios da VNI devem ser programados de forma individualizada e reavaliados ao longo da melhora clínica. O importante é observar a sincronia do paciente com o ventilador no momento da instalação e fazer os ajustes necessários em relação à demanda e ao esforço do paciente. Muitas vezes, será necessário ajuste no tempo inspiratório/velocidade do fluxo a ser ofertado ao paciente para suprir a demanda de seu esforço respiratório.

Fuga

É aceitável uma fuga de ar de até 24 L/min ao utilizar a VNI. No entanto, os ventiladores podem compensar valores acima até um limite máximo, o que varia de aparelho para aparelho. As origens de fuga de ar podem ser identificadas de acordo com a Tabela 2.8.

Complicações/efeitos adversos

A utilização da VNI de forma prolongada e/ou inadequada pode gerar algumas complicações:

- Ressecamento e/ou congestão naso/oral.
- Lesões cutâneas e de córnea.
- Distensão gástrica.
- Broncoaspiração.

Tabela 2.8 Modalidades de Binível/BIPAP

Origem	Mecanismo
Paciente	Acentuada projeção maxilar Desvios nasais Abertura bocal Obstrução da via aérea superior
Interface	Tipo inadequado Tamanho inadequado Má adaptação Fixadores cefálicos mal ajustados
Circuito/ Ventilador	Desconexão acidental Pressões elevadas

Fonte: adaptada de Ademilson Pedroza Lago et al. Fisioterapia Respiratória Intensiva. 1ª ed. Editora CBBE. 2010.

- Cefaleia.
- Pouca tolerância a terapia.
- Barotraumas/pneumotórax.

Interfaces

Deve-se escolher uma interface adequada, ou seja, a que melhor se adapte à face do paciente, visando melhor eficiência clínica e conforto, realizando-se o ajuste do fixador cefálico com a menor compressão cutânea possível (Tabela 2.9).

Tabela 2.9 Interfaces de VNI

Interface	Vantagens	Desvantagens
Nasal	Menor risco de aspiração Facilita expectoração Menor claustrofobia Permite a fala Menor espaço morto	Vazamento oral Menor tolerância em casos de IRpA. Irritação nasal; lesão de pele na região de septonasal. Limitação de uso em pacientes com obstrução nasal Ressecamento oral
Orofacial	Menor escape de ar Mais apropriada para IRpA por permitir maiores fluxos e pressões	Maior chance de úlcera pressão nasal ou região maxilar Maior claustrofobia Dificulta a fala Risco de broncoaspiração
Total-face/ Full Face	Maior conforto para uso prolongado Melhor tolerância para uso mais contínuo em IRpA Mínimo vazamento	Risco de broncoaspiração Risco de lesão cutânea facial e em couro cabeludo se em uso prolongado. Maior claustrofobia
Capacete	Mais confortável para uso prolongado Não oferece risco de lesão cutânea facial	Risco maior de reinalação de CO_2 Favorece assincronia entre paciente e ventilador Risco de asfixia com mau funcionamento do ventilador Não pode ser utilizada associada à aerossolterapia Alto ruído interno e maior sensação de pressão no ouvido Necessidade de pressões mais altas para compensação do espaço morto Pode haver lesão cutânea nas axilas

CO_2: dióxido de carbono; IRpA: insuficiência respiratória aguda.
Fonte: adaptada do Comitê de Ventilação Mecânica. Diretriz Brasileira de Ventilação Mecânica. 2013.

LEITURA RECOMENDADA

Adam CT, Viera CT et al. Protocolos de Desmame de Ventilação Mecânica Não Invasiva: uma revisão sistemática. Fisioter Pesq. 2017; 24(4):453-60.

Antonelli M et al. A comparison of noninvasive positive-pressure ventilation and convencional mechanical ventilation in patients with acute respiratory failure. N Engl J Med. 1998; 339:429-35.

BTS Guideline for Oxygen use in Adults in Healthcare and Emergency Settings. British Thoracic Society Emergency Oxygen – Guideline Development Group. Suppll 1 | THORAX June 2017.

Davidson et al. BTS/ICS guideline for the ventilatory management of acute hypercapnic respiratory failure in adults. Thorax. 2016; 71:ii1–ii35. doi:10.1136/thoraxjnl-2015-208209.

Diretrizes Brasileiras de Ventilação Mecânica 2013. Associação de Medicina Intensiva (AMIB). Comitê de ventilação mecânica. Sociedade Brasileira de Pneumologia e Tisiologia (SBPT). Comissão de Terapia Intensiva da SBPT. 2013.

Ergan B, Nasitowski J, Winck JC. How Should we monitor patients with acute respiratory failure treated with non invasive ventilation? Eur Respir Rev. 2018; 27:170101.

Feltrim MIZ, Nozawa E, Silva AMPR. Fisioterapia Cardiorrespiratória na UTI Cardiológica. Editora Blucher. 2015.

Lago AP, Rodrigues H, Infantini. Fisioterapia Respiratória Intensiva. Editora CBBE. 2010.

Liu J, Duan J, Bai L et al. Noninvasive Ventilation Intolerance: Characteristics, Predictors, and Outcomes. Respiratory Care. March. 2016; 61(3).

Mas A, Maslp J. Noninvasive ventilation in acute respiratory failure. International. Journal of COPD 2014:9.

Nee PA et al. Critical care in the emergency department: acute respiratory failure. Emerg Med J. 2011;28:94e97. doi:10.1136/emj.2005.030643.

Official ERS/ATS clinical practice guidelines: noninvasive ventilation for acute respiratory failure. Eur Respir J. 2017; 50:1602426.

Rochwerg B et al. Official ERS/ATS clinical practice guidelines: noninvasive ventilation for acute respiratory failure. Eur Respir J. 2017; 50:1602426.

Sandri P, Morato J et al. Manual Prático de Ventilação Mecânica em Pronto-Socorro e UTI. Editora Atheneu. 2014.

Scala R. Challenges on non-invasive ventilation to treat acute respiratory failure in the elderly. Pulmonary Medicine. 2016; 16:150.

Schettino GPP, Reis MAS et al. Ventilação Mecânica Não Invasiva com Pressão Positiva. III Consenso Brasileiro de Ventilação Mecânica. J Bras Pneumol 2007; 33(Suppl 2):S92-S105.

Tallo FS, Guimarães HP, Lopes RD. Guia de Ventilação Mecânica para Medicina. Editora Atheneu. 2011.

Wilson JG, Matthay MA. Mechanical Ventilation in Acute Hypoxemic Respiratory Failure: A Review of New Strategies for the Practicing Hospitalist. J Hosp Med. 2014 July; 9(7):469-75. doi:10.1002/jhm.2192.

Princípios da Mecânica Ventilatória

3

CAPÍTULO

Marcela Viceconte
Weriton A. Bernardi

Introdução

A função essencial da respiração é fornecer oxigênio e remover o dióxido de carbono produzido pelos tecidos. O suporte ventilatório é indicado para reduzir a sensação de dispneia, diminuir o trabalho respiratório e melhorar a oxigenação e/ou o *clearance* de CO_2. A ventilação mecânica é gerada por meio de aparelhos que deslocam o ar através das vias aéreas, de forma intermitente, a partir de um gradiente de pressão que aumenta a pressão na via aérea proximal, ou seja, por pressão positiva.

Para um completo entendimento e interpretação de gráficos em ventilação mecânica devem ser relembrados conceitos físicos, como volume, fluxo e pressão.

Volume

Grandeza física que expressa a dimensão de um corpo em três dimensões (largura, comprimento e altura). Em ventilação mecânica, o volume de ar mobilizado em um período de tempo é expresso em mililitros (mL).

Pressão

Grandeza quantificada por meio da relação entre a força e a área da superfície em questão onde a força é aplicada. Em ventilação mecânica, a pressão gerada pelo volume de ar inspirado sobre a via aérea é expressa em centímetros de água (cmH_2O).

Fluxo

Em ventilação mecânica, o fluxo se refere ao deslocamento de gás em um determinado período. O fluxo (inspiratório ou expiratório) é expresso em litros por minuto (L/min).

Gradientes de pressão

Para compreender como o ar se desloca pelas vias aéreas e chega até os alvéolos, seja através da respiração espontânea ou por meio de um suporte ventilatório, é importante entender o conceito de *gradiente de pressão.* Para o ar se deslocar através da via aérea e entrar nos pulmões, a pressão nos alvéolos deve ser menor do que a pressão na abertura da via aérea.

Durante a respiração espontânea, a expansão da caixa torácica gera um gradiente de *pressão transpulmonar* negativo, com consequente aumento do volume alveolar e redução da *pressão alveolar*, favorecendo o deslocamento do ar (Tabela 3.1).

A Figura 3.1 esquematiza todas as pressões envolvidas no ciclo respiratório. Em contrapartida, diferente da respiração espontânea, durante a ventilação mecânica com pressão positiva é gerado um gradiente de *pressão transpulmonar* positivo, que força a entrada de ar nos alvéolos com volumes intermitentes (volume corrente). A ventilação mecânica aumenta o gradiente transpulmonar, conforme visto na Tabela 3.2.

O princípio do ventilador mecânico é gerar um fluxo de ar que produza determinada variação de volume associada a uma variação de pressão nas vias aéreas. As variações possíveis para essa liberação de fluxo são enormes e é possível analisar e controlar o fluxo, o volume e a pressão por meio das curvas fornecidas pelo ventilador mecânico. A seguir, serão apresentadas as diferenças gráficas entre a ventilação espontânea e a ventilação com pressão positiva.

Tabela 3.1 Principais pressões envolvidas no ciclo respiratório

Pressão pleural: pressão existente no estreito espaço entre as pleuras visceral e parietal. Normalmente, há uma leve sucção entre os folhetos, criando uma pressão negativa, para manter os pulmões abertos.

Pressão alveolar: pressão existente no interior dos alvéolos ou pressão intrapulmonar. Durante a inspiração é necessário que a pressão dentro dos alvéolos seja inferior à pressão atmosférica (abaixo de zero), a fim de que o ar entre nos pulmões. Durante a expiração ocorre o inverso, a pressão intrapulmonar aumenta, de modo que o ar seja exalado.

Pressão transpulmonar: diferença entre a pressão alveolar e a pressão pleural, sendo uma medida das forças elásticas que tendem a colapsar os pulmões a cada respiração.

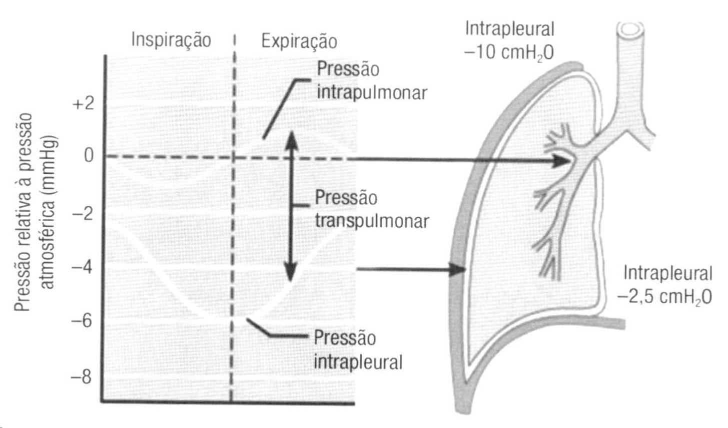

Figura 3.1 Pressões e gradientes pressóricos do sistema respiratório durante a respiração espontânea.

Tabela 3.2 Variação das pressões no sistema respiratório

Pressão	Final da expiração	Final da inspiração
	Ventilação espontânea	
Alveolar	0 cmH_2O	0 cmH_2O
Pleural	−5 cmH_2O	−10 cmH_2O
Transpulmonar	+5 cmH_2O	+10 cmH_2O
	Ventilação com pressão positiva (+15 cmH_2O)	
Alveolar	0 cmH_2O	+15 cmH_2O
Pleural	−5 cmH_2O	−5 cmH_2O
Transpulmonar	+5 cmH_2O	+10 cmH_2O

Ciclo ventilatório

O ciclo ventilatório pode ser dividido em quatro fases (Figura 3.2):

1. **Fase inspiratória:** momento em que a válvula inspiratória se abre, gerando um fluxo inspiratório e insuflando os pulmões de acordo com as propriedades elástica e resistiva do sistema.

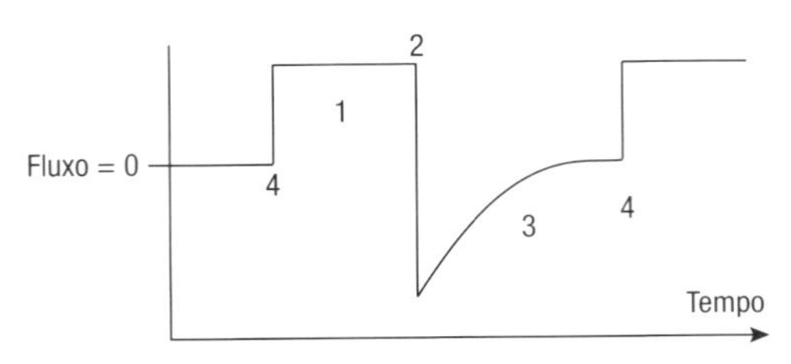

Figura 3.2 Fases do ciclo ventilatório durante a ventilação mecânica.
Fonte: J Bras Pneumol. 2007; 33(Suppl 2):S 54-S 70.

2. **Ciclagem:** mudança da fase inspiratória para a expiratória.
3. **Fase expiratória:** após o fechamento da válvula inspiratória, a válvula exalatória se abre, permitindo o esvaziamento dos pulmões de forma passiva.
4. **Disparo:** transição da fase expiratória para a inspiratória. A válvula inspiratória se abre, iniciando uma nova fase inspiratória.

Curvas de fluxo

Após o disparo do ventilador, o fluxo inspiratório se inicia até atingir um valor prefixado (quando ajustado em volume controlado) ou até o pico de pressão predeterminado. Nos modos espontâneos, o fluxo é livre, sendo determinado pela demanda ventilatória do paciente. Na Figura 3.3 é possível analisar a curva de fluxo durante a ventilação com volume controlado e onda de fluxo quadrada, além da curva de fluxo na respiração espontânea (sem assistência).

Curvas de pressão

Na ventilação espontânea, a contração dos músculos respiratórios reduz a pressão alveolar para que seja gerado o gradiente de pressão inspiratório. Dessa forma, a pressão inspiratória durante a ventilação espontânea é negativa e durante a expiração é positiva (Figura 3.4). Em contrapartida, durante a ventilação mecânica, a pressão se mantém positiva durante todo o ciclo ventilatório – desde que haja pressão positiva ao final da expiração (PEEP).

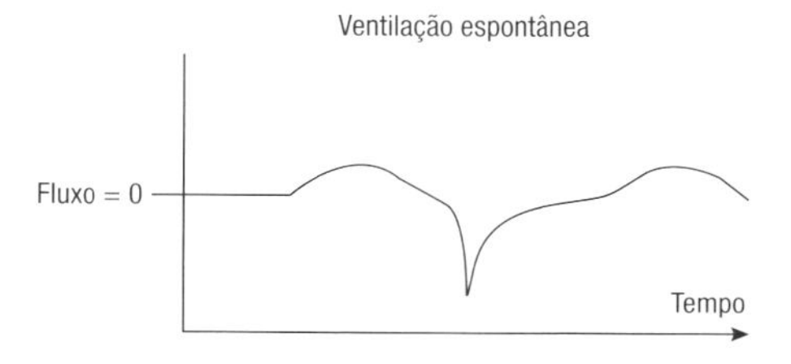

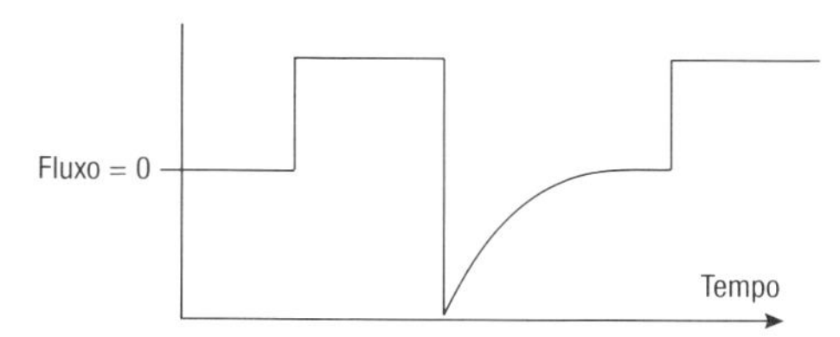

Figura 3.3 Curvas de fluxo.

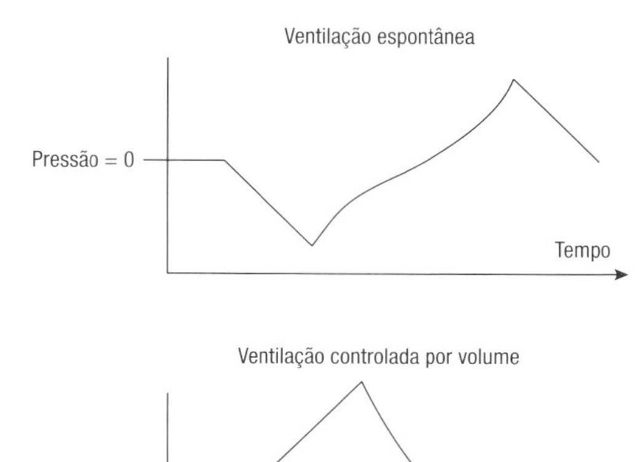

Figura 3.4 Curvas de pressão.

A pressão inspiratória se eleva à medida que o fluxo é gerado nas vias aéreas. O aumento da pressão inspiratória se deve a dois componentes do sistema respiratório:

- **Componente resistivo:** corresponde à resistência ao fluxo de ar nas vias aéreas. No paciente sob ventilação mecânica, sofre influência do circuito do ventilador e da via aérea artificial.
- **Componente elástico:** corresponde à distensão dos pulmões e da caixa torácica.

Estes dois componentes podem ser observados e analisados na curva Pressão × Tempo (Figura 3.5), quando determinado volume é fornecido com fluxo constante até uma pressão máxima (pressão de pico) seguido de uma pausa inspiratória, determinando a pressão platô. A seguir são definidos os parâmetros obtidos por meio das curvas de pressão x tempo:

Pressão de pico (Ppico)

Pressão máxima das vias aéreas. Recomenda-se a manutenção de valores da pressão de pico < 35–45 cmH_2O.

Pressão de platô (Pplatô)

Também conhecida como pressão de pausa, é a pressão alveolar medida ao final da inspiração por pausa inspiratória de 2–3 segundos. Recomenda-se a manutenção de valores da pressão platô < 28–30 cmH_2O.

Pressão positiva expiratória final (PEEP)

A pressão mantida na via aérea ao final da expiração.

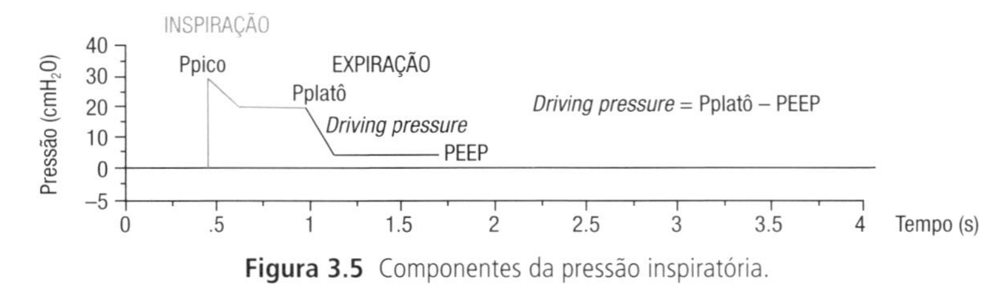

Figura 3.5 Componentes da pressão inspiratória.

Driving pressure

Também conhecida como Pressão de Distensão. Obtida pela diferença entre a Pplatô e a PEEP. Na síndrome do desconforto respiratório agudo (SDRA) recomenda-se a manutenção do seu valor < 15 cmH_2O.

Curvas de volume

O volume de ar mobilizado em uma inspiração é chamado de volume corrente (VC). Multiplicando-se o valor do VC pela frequência respiratória, encontra-se o valor do volume minuto (Ve), ou seja, a quantidade de ar mobilizada em um período de 1 minuto. Na Figura 3.6 observam-se, graficamente, as curvas de volume corrente inspirado e expirado em ventilação mecânica.

Complacência

A complacência é o parâmetro que avalia a elasticidade do sistema respiratório, ou seja, caracteriza-se pela capacidade de expansão do tecido pulmonar a partir do aumento da pressão transpulmonar. Pode ser definida pela variação de volume pulmonar para cada unidade de variação da pressão transpulmonar (C = DV/DP). Em adultos saudáveis, a complacência pulmonar gira em torno de 200 mL de ar por cmH_2O de pressão transpulmonar.

Em condições patológicas, a complacência pode estar aumentada, como em casos de doença pulmonar obstrutiva crônica, ou diminuída, como se observa nas doenças restritivas (fibrose pulmonar e SDRA). As alterações na caixa torácica também podem interferir na complacência do sistema respiratório (obesidade, escoliose e queimaduras). Durante a ventilação mecânica, a monitorização da complacência é fundamental, sendo obtida por meio de uma pausa inspiratória e estimada a partir das fórmulas descritas na Tabela 3.3. A complacência dinâmica (Cdin) se refere à capacidade de todo

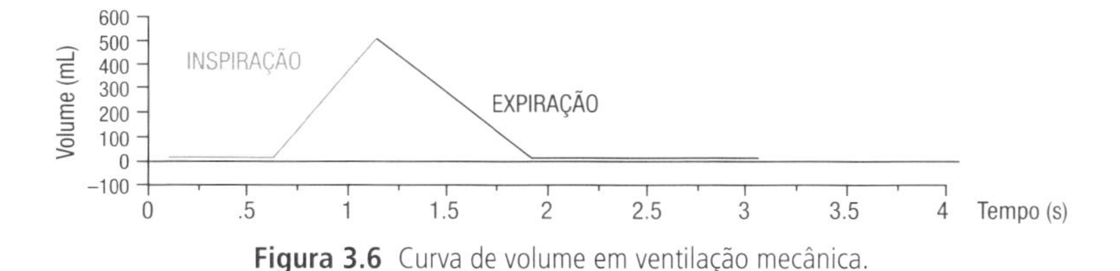

Figura 3.6 Curva de volume em ventilação mecânica.

Tabela 3.3 Cálculos da complacência estática e dinâmica do sistema respiratório

Complacência dinâmica	$C_{din} = \frac{VC}{P_{pico} - PEEP}$
Complacência estática	$C_{est} = \frac{VC}{P_{platô} - PEEP}$

PEEP: pressão positiva expiratória final; VC: volume corrente.

o sistema respiratório, levando em consideração os componentes elásticos e resistivos do sistema. A complacência estática (Cest) reflete a capacidade do componente elástico do sistema (alveolar). Na prática, a Cest tem maior aplicabilidade clínica.

Resistência

A resistência do sistema respiratório é a diferença de pressão entre os alvéolos e a boca dividida pelo fluxo inspiratório. A resistência é maior nos brônquios de tamanho médio e diminui nas vias aéreas de menor calibre, em razão do aumento de volume pulmonar e da maior área de secção transversa total observada. A resistência das vias aéreas (Rva) pode ser determinada pela razão entre o gradiente transrespiratório (pressão de abertura na via aérea - pressão alveolar) e o fluxo respiratório. Durante a ventilação mecânica, pode ser mensurada pelo cálculo:

$$Rva = \frac{\text{Pressão de pico - pressão platô}}{\text{Fluxo}}$$

Durante a respiração espontânea, a resistência varia entre 0,6 e 2,4 $cmH_2O/L/s$. Durante a ventilação mecânica, a resistência varia de acordo com a viscosidade, densidade do ar inalado e as condições patológicas (doenças obstrutivas, por exemplo).

LEITURA RECOMENDADA

Guyton AC, Hall JE. Tratado de Fisiologia Médica. 11ª ed. Rio de Janeiro: Elsevier, 2006.
Maung AA, Kaplan LJ. Waveform analysis during mechanical ventilation. Current problems in surgery, 2013.
The Intensive Care Foundation. Handbook of Mechanical Ventilation - A users guide. Intensive Care Society. Great Britain, 2015.
West JB. Fisiologia Respiratória: princípios básicos. 8ª ed. Porto Alegre: Artmed, 2010.

Modalidades da Ventilação Mecânica

4

CAPÍTULO

Thais Moraes Vieira

Introdução

A ventilação mecânica invasiva (VMI) é um método de suporte ventilatório realizado por meio de um ventilador mecânico, utilizando como interface um tubo orotraqueal ou traqueostomia para tratamento de pacientes com insuficiência respiratória aguda ou crônica agudizada, assim como durante efeito de sedação em procedimentos cirúrgicos.

Objetivos da ventilação mecânica invasiva

- Manter a normalidade das trocas gasosas, corrigindo hipoxemia e acidose respiratória.
- Diminuir o trabalho da musculatura respiratória, evitando ou revertendo sua fadiga e, consequentemente, diminuindo o consumo de oxigênio.

Indicações

- Parada cardiorrespiratória.
- Insuficiência respiratória aguda ou crônica secundária à oxigenação inadequada (insuficiência respiratória tipo I), ventilação alveolar insuficiente (insuficiência respiratória tipo II) ou ambas.
- Esforço respiratório progressivo com fadiga muscular ou falência mecânica do aparelho respiratório.

Tabela 4.1 Parâmetros que auxiliam na indicação do suporte ventilatório mecânico invasivo

Parâmetros	Normal	Considerar VMI
Frequência respiratória	12–20	> 35
Volume corrente (mL/kg)	5–8	< 5
Capacidade vital (mL/kg)	65–75	< 50
Volume-minuto (L/min)	5–6	> 10
Pressão inspiratória máxima (cmH_2O)	80–100	> – 25
Pressão expiratória máxima (cmH_2O)	80–100	< + 25
Espaço morto (%)	25–40	> 60
$PaCO_2$ (mmHg)	35–45	> 50
PaO_2 (mmHg) (FiO_2 = 0,21)	> 75	< 50
$P(A\text{-}a)O_2$ (FiO_2 = 1)	25–80	> 350
PaO_2/FiO_2	> 300	< 200

FiO_2: fração inspirada de oxigênio; PaO_2: pressão parcial arterial de oxigênio; $PaCO_2$: pressão parcial arterial de dióxido de carbono; $P(A\text{-}a)O_2$: diferença de pressão arterio-alveolar de oxigênio; VMI: ventilação mecânica invasiva.
Fonte: adaptada de Carvalho, Carlos Roberto Ribeiro de; Toufen Junior, Carlos and Franca, Suelene Aires. Ventilação mecânica: princípios, análise gráfica e modalidades ventilatórias. *J. Bras. Pneumol.* [online]. 2007; 33(suppl. 2) 54-70.

Ciclo respiratório no ventilador mecânico

O ciclo respiratório na ventilação mecânica invasiva é dividido em quatro fases:

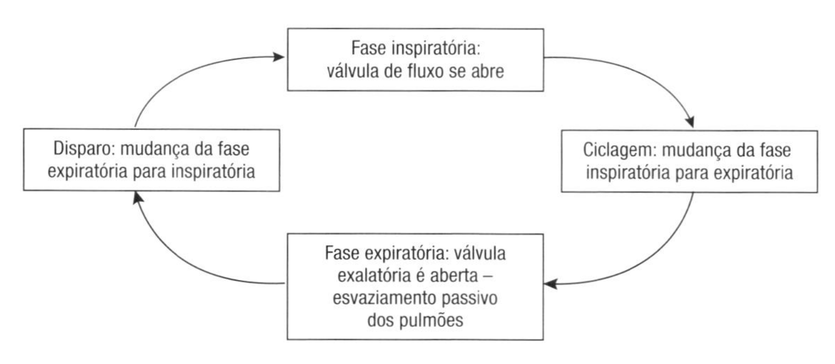

Ciclagem do ventilador mecânico

Há quatro formas de finalizar o ciclo inspiratório durante a ventilação mecânica: ciclagem a pressão (apenas possível no ventilador Bird Mark 7, pouco utilizado), ciclagem a tempo, ciclagem a volume e ciclagem a fluxo.

A modalidade a volume permite ajuste de tempo de pausa inspiratória, ou seja, quantos segundos se pretende que o paciente após a inspiração fique sem deslocamento de fluxo e que o volume inspirado seja mantido dentro do pulmão. Caso haja pausa inspiratória, a ciclagem ocorre quando o tempo inspiratório, que compreende a inspiração e a pausa, for atingido (Tabela 4.2).

A ciclagem a fluxo, que só ocorre nas modalidades espontâneas, como a pressão de suporte, é ajustada como forma de controlar o tempo inspiratório e a relação inspiração-expiração do paciente. Ajusta-se a porcentagem de corte do pico de fluxo em que se deseja a ciclagem; logo, quando ajustamos uma porcentagem alta, desejamos que esse paciente tenha um tempo inspiratório menor e um menor volume corrente inspirado do que o ajuste de uma porcentagem menor, como ilustrado na Figura 4.1.

Disparo do ventilador mecânico

Há três formas em que o ciclo inspiratório pode ser iniciado na ventilação mecânica: a tempo, a pressão e a fluxo.

O disparo a tempo é realizado apenas pelo ventilador sem esforço do paciente. Para seu ajuste, escolhemos uma frequência respiratória/minuto que fornece uma janela de tempo para cada ciclo (p. ex.: 12 respirações por minuto resultam em ciclos a cada 5 segundos). Esta forma de disparo está ilustrada na Figura 4.2.

As demais necessitam do esforço do paciente em gerar uma pressão negativa ou deslocar um fluxo no circuito do ventilador, chamado de limiar de sensibilidade. Estão ilustradas nas Figuras 4.3 e 4.4.

Tabela 4.2 Os tipos de ciclagem mais utilizados na ventilação mecânica e seus critérios

Tipos de ciclagem	Critérios para ciclagem	Modalidades ventilatórias
Tempo	Atingir tempo inspiratório	Controlado e assistido-controlado a pressão e a volume **com** pausa inspiratória
Volume	Atingir volume corrente	Controlado e assistido-controlado a volume **sem** pausa inspiratória
Fluxo	Atingir taxa do pico de fluxo	Pressão de suporte

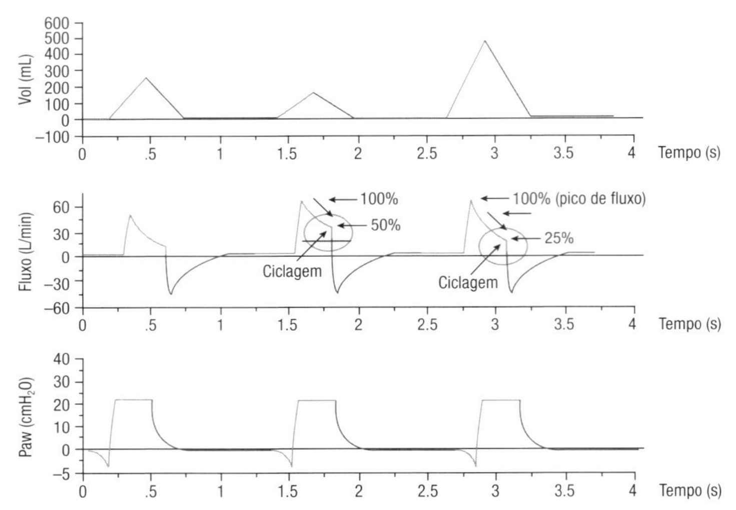

Figura 4.1 Ajuste de porcentagem de ciclagem em pressão de suporte. No exemplo, paciente apresenta ajuste de ciclagem em 50% do pico com um volume corrente menor do que a ciclagem em 25% do pico, com um tempo inspiratório mais longo e, consequentemente, um volume corrente maior.

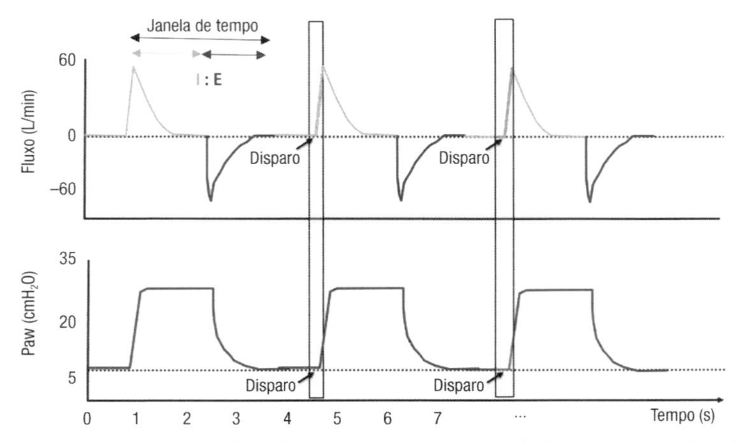

Figura 4.2 Gráfico mostrando o disparo a tempo. Há uma janela de tempo para cada ciclo a partir da frequência respiratória ajustada.

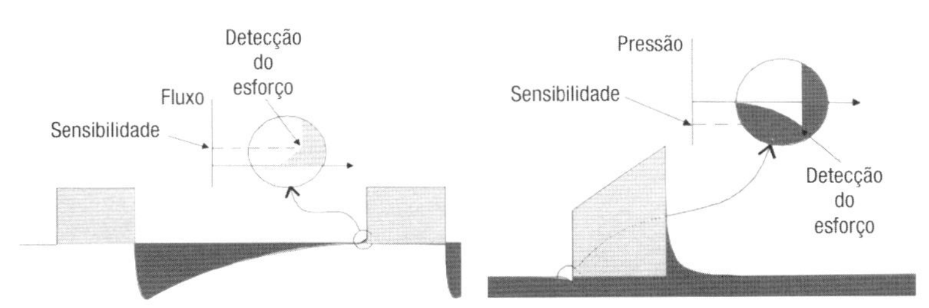

Figura 4.3 Diferença entre os disparos a fluxo e pressão. Há duas opções – fluxo deslocado no circuito ou pressão negativa – ambas a partir do esforço do paciente.

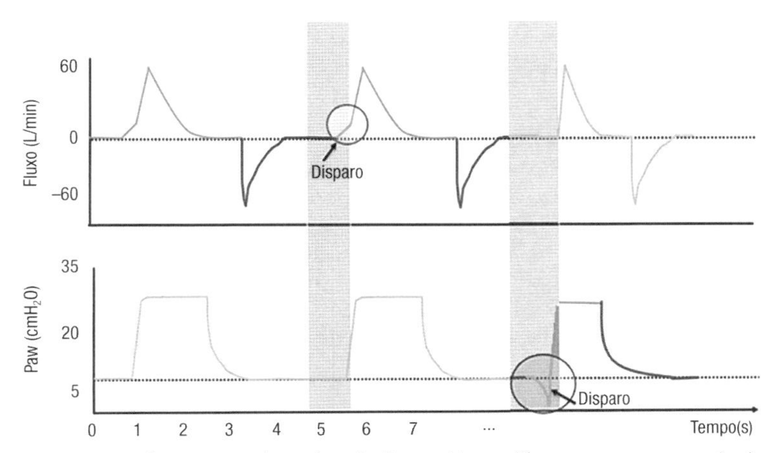

Figura 4.4 Gráficos mostrando os tipos de disparo. Note a diferença nas curvas: a primeira tem disparo com roubo de fluxo, enquanto a segunda possui negativação da pressão.

Modos e modalidades ventilatórias

A pressão que se deseja impor ao parênquima pulmonar e o volume corrente de cada ciclo respiratório são parâmetros não controláveis em uma mesma ventilação; logo, diferenciamos os modos ventilatórios a partir de qual desses parâmetros se deseja ter precisão.

As modalidades ventilatórias implicam possibilidades para a entrega do ciclo respiratório ao paciente, desde formas em que ele não realiza esforço durante a ventilação até modos espontâneos e proporcionais ao esforço dele.

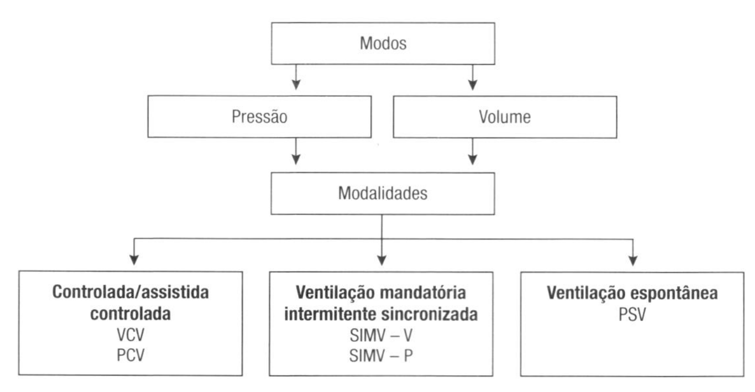

Figura 4.5 Modos e modalidades ventilatórias.

As modalidades convencionais da ventilação mecânica estão listadas na Tabela 4.3 com as características que as diferenciam.

Cada modalidade tem parâmetros próprios a serem ajustados para realizar uma ventilação adequada e geram gráficos com características específicas. Abaixo estão listadas as modalidades ventilatórias mais comuns e também seus gráficos e parâmetros a serem ajustados. Todos os gráficos foram adaptados do III Consenso Brasileiro de Ventilação Mecânica. As Figuras 4.6 a 4.11 trazem os parâmetros necessários ao ajuste de cada modalidade ventilatória.

Tabela 4.3 Modalidades ventilatórias e características

Modalidades ventilatórias	Características dos ciclos respiratórios
Controlada	Ciclos respiratórios e disparo totalmente controlado pelo ventilador mecânico
Assistido-controlada	Permite ciclos controlados (disparo a tempo) caso o paciente não tenha *drive* respiratório, mantendo ventilação mínima e ciclos assistidos (disparo a pressão ou fluxo) A janela de tempo é reiniciada a cada esforço do paciente ou a cada ciclo controlado
Ventilação mandatória intermitente sincronizada	Permite ciclos controlados (disparo a tempo), ciclos assistidos e espontâneos (disparo a pressão ou fluxo) A janela de tempo não é reiniciada, acumulando ciclos
Ventilação espontânea	Só ocorrem ciclos espontâneos com parâmetros que auxiliam na ventilação, sempre disparados pelo paciente

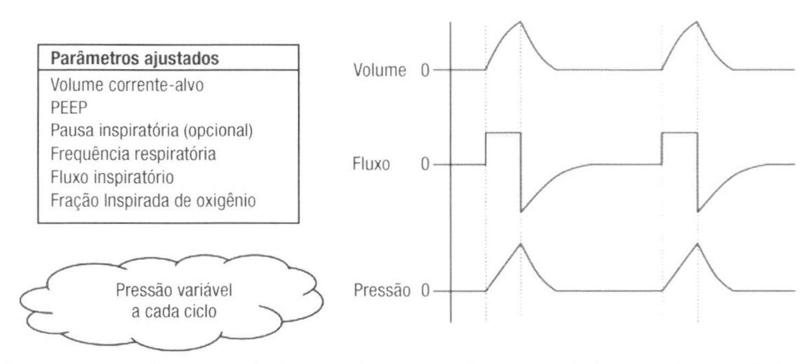

Figura 4.6 Ventilação mandatória contínua com volume controlado – modo controlado.

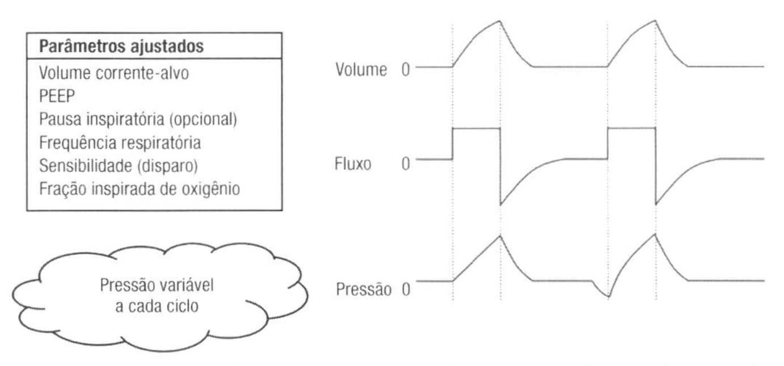

Figura 4.7 Ventilação mandatória contínua com volume controlado – modo assistido-controlado.

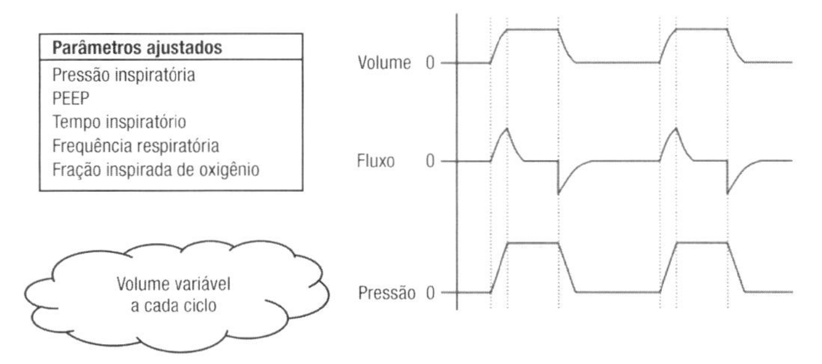

Figura 4.8 Ventilação mandatória contínua com pressão controlada – modo controlado.

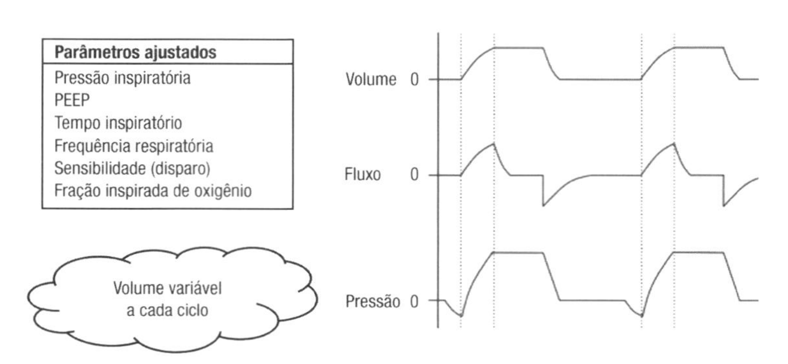

Figura 4.9 Ventilação mandatória contínua com pressão controlada – modo assistido-controlado.

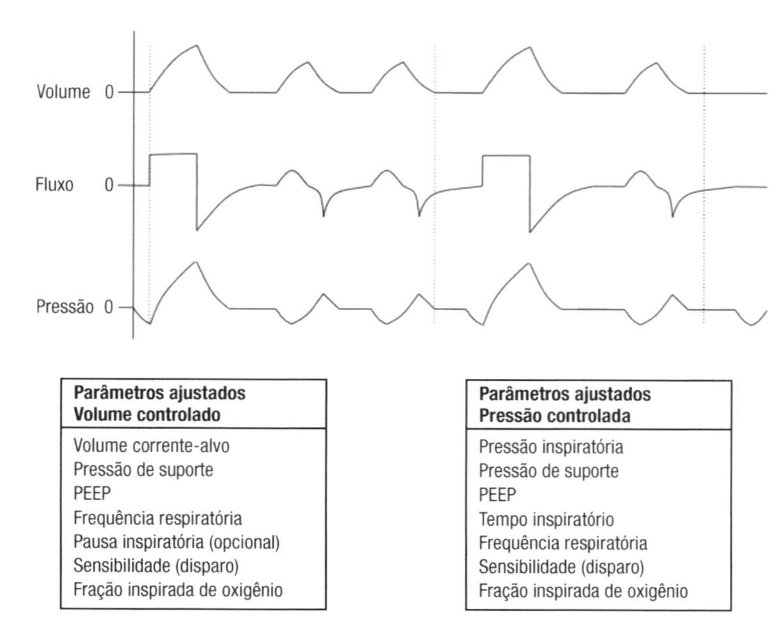

Figura 4.10 Ventilação mandatória intermitente sincronizada (SIMV).

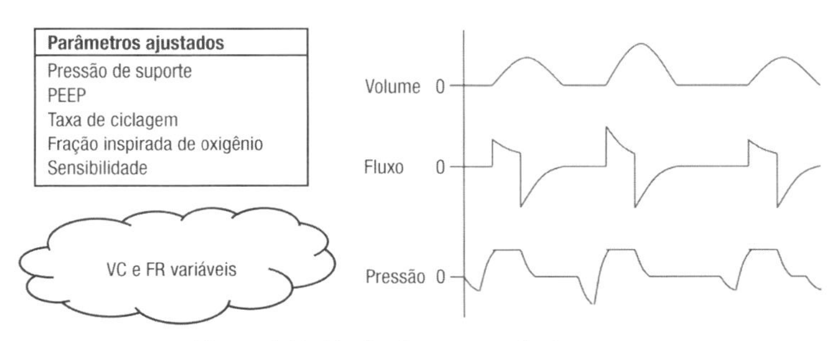

Figura 4.11 Ventilação com pressão de suporte.

Ajuste de parâmetros ventilatórios

Diretrizes Brasileiras de Ventilação Mecânica de 2013 recomendam parâmetros iniciais que devem ser sempre reavaliados de acordo com a evolução clínica do quadro do paciente. Outros pontos importantes a serem avaliados no momento do ajuste dos parâmetros são a saturação periférica de oxigênio, a análise das curvas gráficas da ventilação, e uma gasometria arterial deve ser coletada 30 minutos após instalada a ventilação mecânica para avaliar sua eficácia. Os parâmetros são citados na Tabela 4.4.

Desde 1998, Marcelo Amato e cols. e, em 2000, o grupo ARDS Net comprovaram que na síndrome da angústia do desconforto respiratório agudo (SARA), os baixos volumes correntes são mais promissores para os

Tabela 4.4 Valores iniciais para ajuste de ventilação mecânica

Parâmetros iniciais
• Volume corrente (VC): inicialmente 6 mL/kg do peso ideal
• f: 12 a 16 rpm (obstrutivo < 12/restritivo > 20)
• Relação inspiração/expiração: 1: 2,0 a 1: 3,0
• FiO_2: ideal para SpO_2 entre 93% e 97%
• Sensibilidade deve ser ajustada para o valor mais sensível para evitar autodisparo
• PEEP: 3 a 5 cmH_2O (de acordo com patologia de base)
• Alarme primordial: pressão de pico < 40 cmH_2O

f: frequência respiratória; PEEP: pressão positiva expiratória final; SpO_2: saturação periférica de oxigênio; VC: volume corrente.

Fonte: AMIB. Diretrizes Brasileiras de Ventilação Mecânica. *Fórum de Diretrizes Brasileiras em Ventilação Mecânica* 2013: 19-22.

desfechos clínicos. Logo, mesmo que para uma população geral, é orientado o ajuste de volume corrente baixo com 6 mL/kg do peso predito ou ideal, podendo ser aumentado de acordo com a clínica do paciente, não ultrapassando 8 mL/kg. A fórmula para encontrar o peso ideal é:

$$♂\ 50 + 0{,}91 \times (\text{Altura} - 152{,}4\ \text{cm})$$
$$♀\ 45{,}5 + 0{,}91 \times (\text{Altura} - 152{,}4\ \text{cm})$$

A relação inspiração/expiração (I:E) está diretamente ligada ao tempo inspiratório. Em um ciclo respiratório de 5 segundos, quanto maior for o tempo inspiratório, menor vai ser a relação I:E. Assim como uma relação I:E maior, como 1:3 ou 1:4, determina menor tempo inspiratório e maior tempo exalatório. Os pacientes com DPOC têm mais chances de apresentar auto-PEEP, sendo necessário o ajuste do tempo expiratório mais prolongado para promover a desinsuflação pulmonar e a melhora o aprisionamento aéreo. Alguns ventiladores modernos dispõe de sistema de disparo a fluxo que deve ser de 1 a 5 L.min-1, podendo variar inicialmente entre 3 a 5 L.min-1.

Outro ajuste essencial na ventilação mecânica são os alarmes de segurança do ventilador. Todos são extremamente importantes. No entanto, a pressão de pico < 40 cmH_2O é o primordial para evitar complicações intra e extrapulmonares no paciente, sendo o único que possui válvula de segurança para limitar a pressão de pico no valor ajustado, finalizando o ciclo respiratório.

Na Figura 4.12, são vistos outros alarmes da ventilação mecânica que precisam ser ajustados com pelo menos 50% a mais e a menos do basal do paciente.

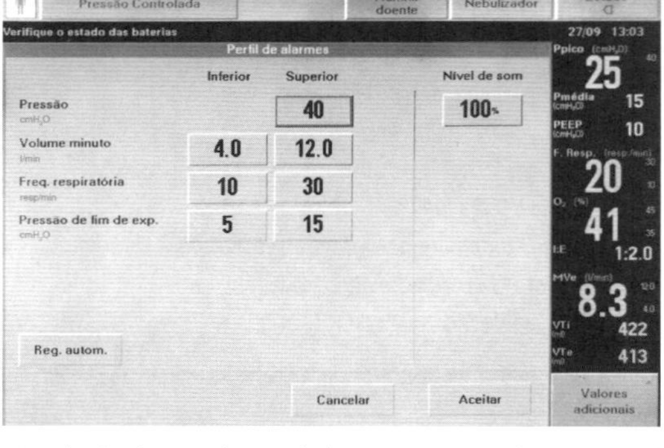

Figura 4.12 Tela de alarmes do ventilador microprocessado SERVO-i® da Maquet.

LEITURA RECOMENDADA

Amato MB. Effect of a protective-ventilation strategy on mortality in the acute respiratory distress syndrome. N Engl J Med 1998; 338:347-54.

AMIB. Diretrizes Brasileiras de Ventilação Mecânica. Fórum de Diretrizes Brasileiras em Ventilação Mecânica 2013:219-22.

Carvalho CR, Junior CT, Franca SA. III Consenso Brasileiro de Ventilação Mecânica. J Bras Pneumol. 2007:54-70.

Network TA. Ventilation with lower tidal volumes as compared with traditional tidal volumes for acute lung injury and the acute respiratory distress syndrome. N Engl J Med. 2000:1301-8.

Desmame da Ventilação Mecânica

5

CAPÍTULO

Kessy Lima Ruas

Introdução

A retirada do paciente da VMI tem que ser realizada o mais rápido possível. Uma avaliação ativa e diária é essencial para esse processo, e a utilização de um protocolo interno da instituição pode facilitar o desmame, diminuir o tempo de ventilação mecânica e reduzir os gastos hospitalares.

Sucesso no desmame

Sucesso no teste de respiração espontânea (TRE)	Paciente ainda conectado ao ventilador
Suspensão diária da sedação	Avaliar a capacidade de ventilação espontânea do paciente*

*A suspensão diária da sedação estimula a musculatura e o drive respiratório, facilitando a retirada da VMI.

Extubação segura

- Causa da IOT resolvida ou controlada.
- Balanço hídrico zerado ou negativo nas últimas 24 horas.
- Estável hemodinamicamente.
- Doses baixas de vasopressores.
- Bom padrão ventilatório.
- $PaO_2 \geq 60$ mmHg com $FIO_2 \leq 0,4$ e PEEP ≤ 5 a 8 cmH_2O.
- Equilíbrio acidobásico e eletrolítico normais.
- Adiar extubação em situações de transporte para exames ou cirurgia com anestesia geral nas próximas 24 horas.

Tabela 5.1 Índices preditivos de sucesso para extubação

Parâmetro	Valor limite
Medido no ventilador	
Volume mínimo	< 10 a 15 L/min
Força inspiratória negativa	< –20 a –30 cmH_2O
Pressão inspiratória máxima ($PI_{máx.}$)	< –15 a –30 cmH_2O
Medido na ventilação espontânea (1–2 min)	
Frequência respiratória (f)	< 30 a 38
Volume corrente (VC)	> 325 a 408 mL (4 a 6 mL/kg)
Índice (f/VC)	< 105 respirações/min/L

Fonte: Diretrizes Brasileiras de Ventilação Mecânica/2013.

Índices preditivos de sucesso para extubação

A avaliação ativa a beira leito auxilia no sucesso do desmame e na tomada de decisão para o teste de respiração espontânea (TRE) (Tabela 5.1).

Como realizar o teste de respiração espontânea

O TRE pode ser realizado através de um Tubo em T ou em modalidade PS. Deve-se diminuir a PS entre 5 e 7 cmH_2O durante 30–120 minutos. É considerado sucesso no TRE quando pacientes mantêm bom padrão respiratório, troca gasosa e estabilidade hemodinâmica.

Ficar atento aos sinais de insucesso do TRE

Tabela 5.2 Sinais de intolerância ao TRE

Frequência respiratória > 35 rpm
Saturação arterial de O_2 < 90%
Frequência cardíaca > 140 bpm
Pressão arterial sistólica > 180 mmHg ou < 90 mmHg
Sinais e sintomas: agitação, sudorese, alteração do nível de consciência

Fonte: Diretrizes Brasileiras de Ventilação Mecânica/2013.

Falha no teste inicial de respiração espontânea

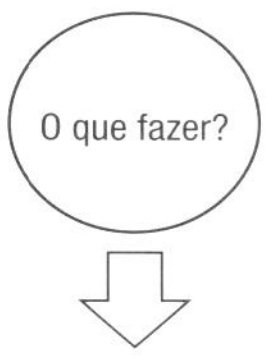

Manter a VMI e permanecer por 24 horas em um modo ventilatório que ofereça conforto e repouso da musculatura, além de identificar as causas da falha. Repetir novo TRE após as 24 horas.

Pacientes com falhas sucessivas

- Deve ser aumentado progressivamente o TRE:

  Realizar o teste com menor duração. Ficar atento aos sinais de intolerância do paciente, avaliar os índices preditivos de sucesso e o momento certo da extubação.
- Redução gradual da pressão de suporte:

  Diminuir a PS de forma lenta. O desmame pode ser realizado reduzindo gradualmente essa pressão durante o dia ou diariamente e realizar novo TRE para prosseguir a extubação.
- Treinamento muscular respiratório (TMR) diário:

  O TMR pode ser feito em períodos durante o dia, intercalando modalidades espontâneas com modalidades assistido-controladas para repouso da musculatura. Dessa maneira, a estimulação da contração muscular respiratória espontânea favorece o desmame e a retirada da VMI.

Recomendação: A utilização de protocolos de desmame ventilatório pode facilitar o processo de extubação.

Como avaliar o momento da extubação

Avaliação da proteção das vias aéreas

Avaliar nível de consciência (Escala de Coma de Glasgow acima de 8) e pouca secreção.

Avaliação da permeabilidade das vias aéreas

Realizar o *cuff leak test* em pacientes com falha no desmame ventilatório, VM prolongada, trauma ou que possuem maior risco para estridor laríngeo e obstrução das vias aéreas.

Como realizar o *cuff leak test*?

- Registrar o volume corrente expirado (VCe) durante seis ciclos respiratórios.
- Realizar higiene oral e aspiração das secreções traqueais, orais e laringe.
- Ajustar o ventilador para o modo assistido-controlado em VCV.
- Registrar o volume corrente inspiratório e expiratório (devem ser similares).
- Desinsuflar o balonete.
- VCe deve ser menor do que o VC inspirado (programado) em mais de 10%.

Uso de corticoides

Pacientes com alto risco para estridor laríngeo e edema laríngeo que não passaram no *cuff leak test* podem se beneficiar com o uso preventivo de corticoide. As doses descritas oscilam entre 20 e 40 mg de metilprednisolona IV a cada 4 a 6 horas, iniciadas pelo menos 4 horas, mais comumente 12 a 24 horas antes da extubação.

Uso da VNI na retirada da VM

VNI facilitadora (desmame precoce)

O uso da VNI pode facilitar a retirada da VM em pacientes portadores de DPOC, mesmo naqueles que não passaram no TRE, desde que sob adequada condição clínica.

VNI preventiva

Usar VNI imediatamente após a extubação, de forma preventiva, em pacientes hipercápnicos, em intubações prolongadas e reintubações por falha respiratória.

VNI curativa

Aos pacientes cirúrgicos com falência respiratória no pós-operatório em até 48 horas é recomendado o uso de VNI. Não retardar a reintubação em outras situações.

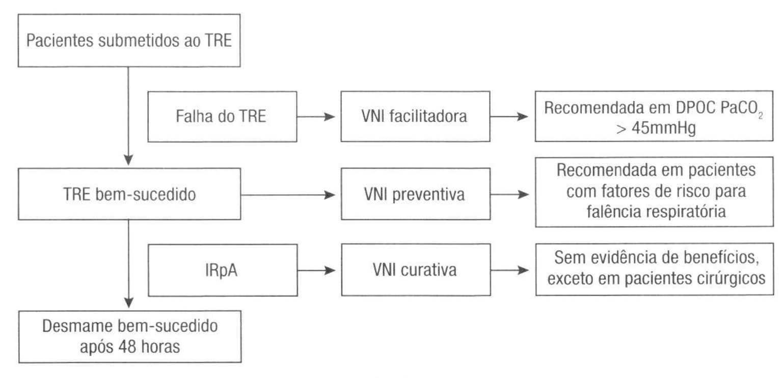

Figura 5.1 Indicação da VNI após a retirada da VMI.
Fonte: Diretrizes Brasileiras de Ventilação Mecânica/2013.

Falha de extubação

É considerada falha de extubação quando os pacientes evoluem com insuficiência respiratória em até 48 horas após a retirada da VM. A reintubação não deve ser postergada, mas identificar as causas da falência e, assim que possível, avaliar o momento exato da extubação (exceção: pode-se tentar VNI curativa no paciente cirúrgico).

LEITURA RECOMENDADA

Burns, KEA, Raptis S, Nisenbaum R, Rizvi L, Jones A, Bakshi J, Tan W, Meret A, Cook DJ, Lellouche F, Epstein SK, Gattas D, Kapadia FN, Villar J, Brochard L, Lessard MR, Meade MO. International practice variation in weaning critically ill adults from invasive mechanical ventilation. Ann Am Thorac Soc. 2018.

Diretrizes Brasileiras de Ventilação Mecânica/2013.

Ladeira MT, Vital FMR, Andriolo RB, Andriolo BNG, Atallah ÁN, Peccin MS. Pressure support versus T-tube for weaning from mechanical ventilation in adults.Cochrane Database Syst Rev. 2014.

Rose L. Strategies for weaning from mechanical ventilation: a state of the art review. Intensive Crit Care Nurs. 2015.

Gasometria Arterial

6

CAPÍTULO

Thais Moraes Vieira

Introdução

A função fisiológica do corpo humano requer um ambiente estável em termos de temperatura, concentração de íons e pH. A gasometria arterial é um exame invasivo que nos mostra parte da função fisiológica dos indivíduos com sua correta análise e permite identificar alterações ventilatórias para posterior correção, assim como diferenciar eventos ventilatórios de eventos metabólicos.

Objetivos

- Analisar e interpretar gasometria
- Corrigir a ventilação mecânica a partir da correta interpretação da gasometria

Há duas avaliações importantes na gasometria: pH e oxigenação. Os valores encontrados na gasometria arterial mostram o equilíbrio acidobásico do sangue através do pH, que se altera por meio da concentração de hidrogênio, assim como valores de saturação de oxigênio (SpO_2), pressão parcial de oxigênio (PaO_2), pressão parcial de gás carbônico ($PaCO_2$), concentração de bicarbonato (HCO_3^-) e o excesso de base (Tabela 6.1).

Os dois principais sistemas que participam da regulação do pH são o respiratório e o renal, os quais, a partir de um sistema tampão, tentam evitar variações importantes do pH. Essas alterações ocorrem pela ingesta e produção de ácidos após reações no organismo, assim como a respiração celular. A Figura 6.1 mostra que a concentração de bicarbonato ou ácido define o pH, sendo os valores extremos de pH incompatíveis com a vida.

Tabela 6.1 Valores normais para gasometria arterial

Parâmetros	Valores
pH	7,35–7,45
$PaCO_2$	35–45 mmHg
PaO_2	80–100 mmHg
HCO_3^-	22–26 mEq/L
BE (excesso de base)	± 2–3 mEq/L
SpO_2	> 92%

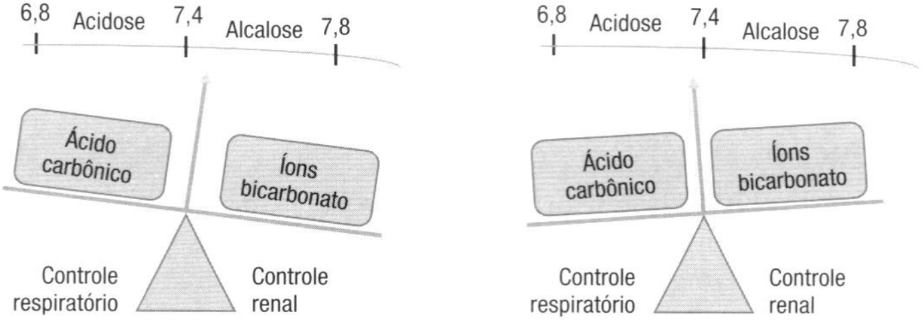

Figura 6.1 Esquema do controle do pH pelos sistemas.
PaO_2: pressão parcial arterial de oxigênio; $PaCO_2$: pressão parcial arterial de dióxido de carbono; SpO_2 saturação periférica de oxigênio.

A principal reação relacionada ao equilíbrio acidobásico é demonstrada na Figura 6.2.

$$CO_2 + H_2O \leftrightarrow H_2CO_3 \leftrightarrow HCO_3^- + H^+$$

Figura 6.2 Sistema-tampão.

A fórmula de Henderson-Hasselbalch é usada para determinar o pH de soluções, e o sanguíneo é encontrado através da fórmula descrita na Figura 6.3. Logo, faz sentido imaginar que o excesso de bicarbonato ocasiona o aumento do pH, deixando-o mais básico e que, por exemplo, quanto maior a concentração de dióxido de carbono, menor é o pH; portanto, mais ácido.

$$pH = 6{,}1 + \log_{10}\left(\frac{[HCO_3^-]}{0{,}03 \times pCO_2}\right)$$

Figura 6.3 Fórmula de Henderson-Hasselbalch para o pH sanguíneo.

Após entender o pH e que ele varia de acordo com a quantidade de ácido ou base presente no sangue, precisamos saber como interpretá-lo na gasometria. Após detectarmos uma alteração no pH, devemos entender qual a sua causa e se há algum tipo de compensação (Figura 6.4).

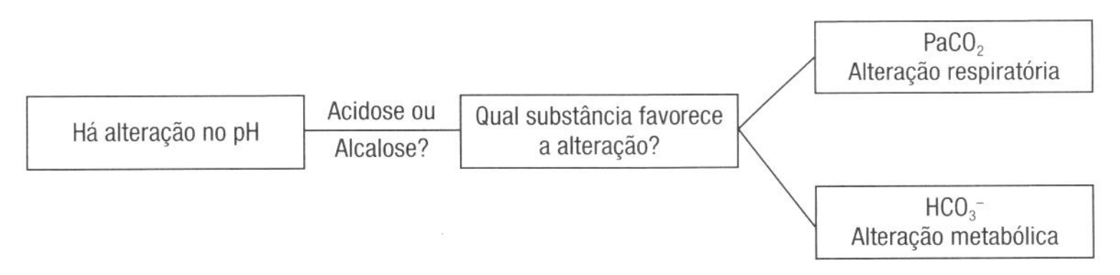

Figura 6.4 Interpretando o pH.

Acidose

A acidose ocorre quando há alteração do pH abaixo de 7,35.

Acidose respiratória

A acidose respiratória ocorre com valores de $PaCO_2 > 45$ mmHg, podendo ser classificada em aguda ou crônica:

- **Aguda:** lesões do sistema nervoso central, uso de sedativos, anestésicos, narcóticos que ocasionam a depressão do sistema respiratório.
- **Crônica:** pacientes com DPOC, asmáticos, pneumopatias graves, como fibrose pulmonar ou doenças neuromusculares, que provocam a falha mecânica ou a falha no controle do centro respiratório.

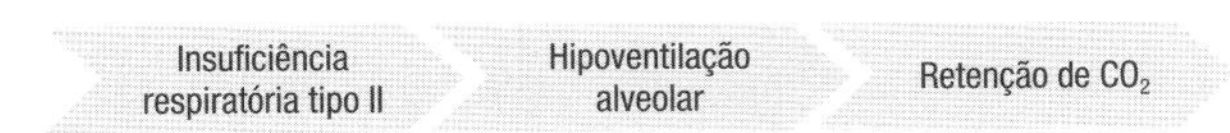

Figura 6.5 Esquema sobre a causa do aumento da concentração de CO_2 no sangue.

O sistema renal pode tentar compensar essa acidose, eliminando mais ácidos, retendo bicarbonato e aumentando a produção de amônia. Para cada aumento de 10 mmHg de $PaCO_2$ em situação aguda, o bicarbonato aumenta 1 mEq/L e crônico, até 4 mEq/L.

O que ajustar na ventilação mecânica?

AUMENTAR O VOLUME-MINUTO

↑ Volume corrente
↑ Frequência respiratória
↑ Tempo inspiratório
↓ Taxa de ciclagem

Figura 6.6 Ajustes na ventilação mecânica para correção de acidose respiratória.

Acidose metabólica

A acidose metabólica ocorre quando os valores de HCO_3^- estão abaixo de 22 mEq/L e pode ser causada por diarreia severa, produção de ácidos em excesso, como na cetoacidose diabética, falha dos rins em excretar íons H^+ e baixa perfusão induzida por instabilidade hemodinâmica.

O sistema respiratório pode tentar a compensação através do aumento da ventilação e consequente diminuição da concentração de $PaCO_2$, auxiliando na melhora do valor do pH. Mesmo quando a alteração é grave, orienta-se não administrar bicarbonato, mas corrigir a causa que está ocasionando esse pH ácido, deixando que as compensações fisiológicas ocorram.

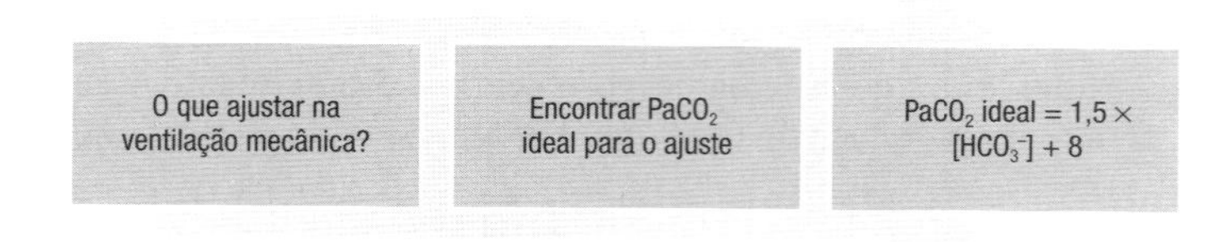

Figura 6.7 Ajustes na ventilação mecânica para correção de acidose metabólica.

Alcalose

A alcalose ocorre quando há alteração do pH acima de 7,45.

Alcalose respiratória

A alcalose respiratória ocorre quando a concentração de $PaCO_2$ está abaixo de 35 mmHg. A taquipneia pode ocorrer por ansiedade, dor, hipertermia, hipóxia, grandes altitudes, lesões do sistema nervoso central, embolia pulmonar e outros. É de extrema importância encontrar a causa para poder corrigi-la e cessar a alteração de pH.

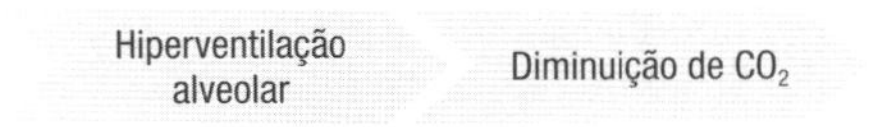

Hiperventilação alveolar	Diminuição de CO_2

Figura 6.8 Esquema sobre a causa da diminuição da concentração de CO_2 no sangue.

Caso a alcalose não seja causada por nenhum dos itens já citados, podemos realizar as seguintes correções na ventilação mecânica:

O que ajustar na ventilação mecânica?	DIMINUIR O VOLUME-MINUTO	↓ Volume corrente ↓ Frequência respiratória ↓ Tempo inspiratório ↑ Taxa de ciclagem

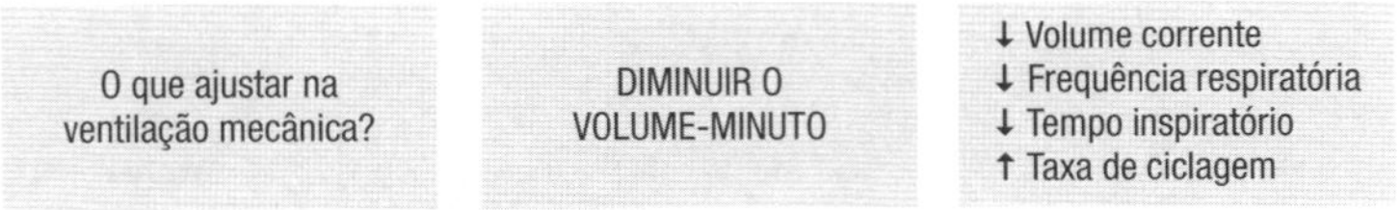

Figura 6.9 Ajustes na ventilação mecânica para correção de alcalose respiratória.

Alcalose metabólica

A acidose metabólica, que ocorre quando os valores de HCO_3^- estão acima de 26 mEq/L, está associada à perda grave de ácido gástrico em razão de vômitos graves e persistentes, excesso na ingestão de medicamentos alcalinos, uso de esteroides ou drogas diuréticas, retenção de bicarbonato e outros.

O sistema respiratório pode tentar compensar essa alteração diminuindo a ventilação alveolar, a fim de reter mais CO_2, deixando o meio mais ácido.

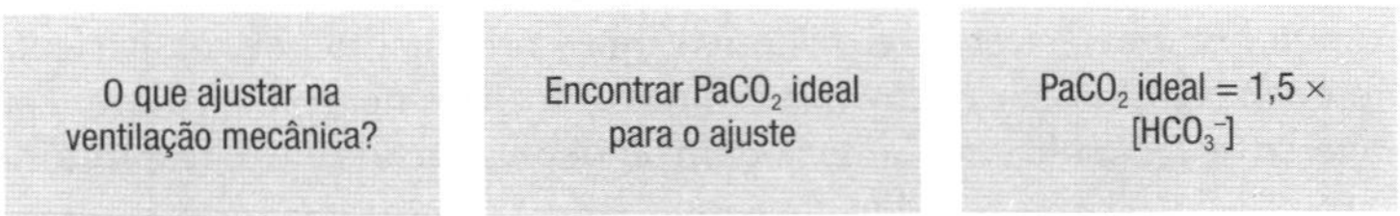

O que ajustar na ventilação mecânica?	Encontrar $PaCO_2$ ideal para o ajuste	$PaCO_2$ ideal = 1,5 × [HCO_3^-]

Figura 6.10 Ajustes na ventilação mecânica para correção de alcalose metabólica.

São muitas as possibilidades, e a correta interpretação é fundamental. A seguir, um resumo de como realizar a interpretação.

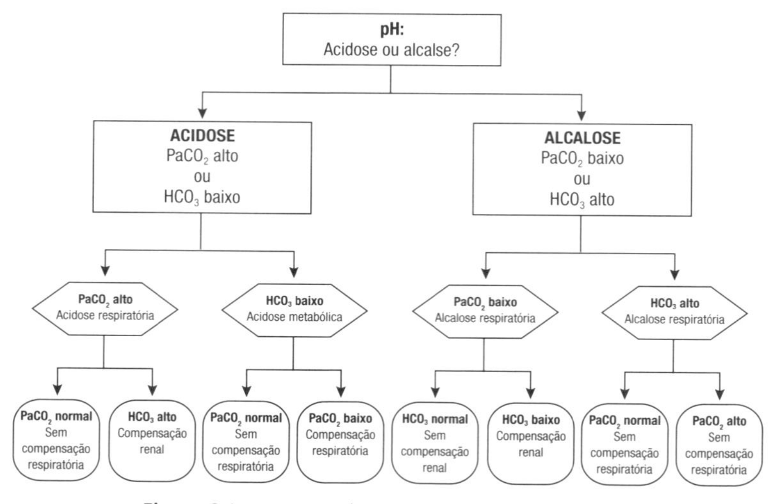

Figura 6.11 Resumo sobre a interpretação da gasometria.

Outro ponto importante da gasometria é o valor da pressão parcial de oxigênio (PaO_2), fundamental para avaliação do índice de oxigenação do paciente e, resulta da oferta ajustada no ventilador mecânico (fração inspirada de oxigênio: FiO_2), juntamente com características do parênquima pulmonar.

De acordo com a idade do paciente, existe um valor ideal a se alcançar:

$$PaO_2 \text{ ideal} = 109 - (0{,}43 \times \text{idade})$$

Dessa forma, devemos evitar hiperóxia, condição grave para qualquer paciente por causar estresse oxidativo, mas, principalmente, os pacientes com doença pulmonar obstrutiva crônica e doenças neuromusculares com o excesso de oxigênio circulante podem ter depressão no centro respiratório.

Para analisarmos o índice de oxigenação, temos outra fórmula essencial, e seus valores auxiliam no diagnóstico de patologias como a SDRA:

$$PaO_2/FiO_2$$

Tabela 6.2 Valores de referência para o índice de oxigenação segundo The Berlin definition of ARDS (2012), considerando pacientes ventilados com PEEP acima de 5 cmH_2O

Valor de PaO_2/FiO_2	Condição clínica
201–300	SDRA leve
101–200	SDRA moderada
< ou igual a 100	SDRA grave

SDRA: Síndrome do desconforto respiratório agudo.

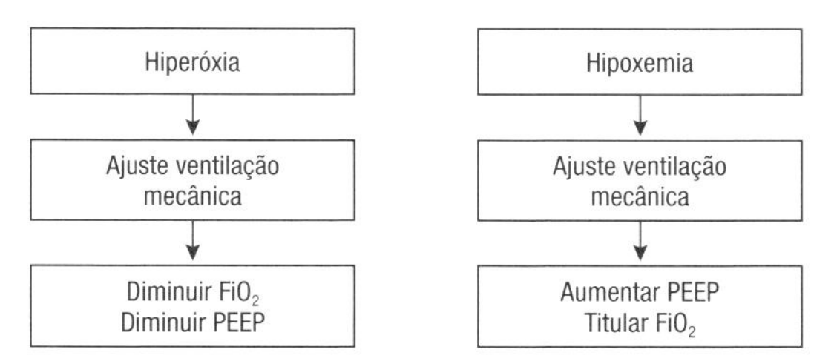

Figura 6.12 Alterações na ventilação mecânica por ordem de escolha de acordo com a oxigenação.

LEITURA RECOMENDADA

Carvalho CR, Junior CT, Franca SA. III Consenso Brasileiro de Ventilação Mecânica. J Bras Pneumol. 2007; 54-70.

Guedes LP et al. Adequação dos parâmetros de oxigenação em idosos. Einsten. 2013; 467-71.

Larkin G, Zimmanck R. Interpreting Arterial Blood Gases Successfully. AORN Journal. 2015; 102:344-54.

Rogers K, McCutcheon K. Four Steps to Interpreting Arterial Blood Gases. Journal of Perioperative Practice. 2015; 25:46-52.

Todd W. Rice MM, Arthur P, Wheeler MF, Gordon R. et al. Comparison of the SpO_2/FIO_2 Ratio and the PaO_2/FIO_2 Ratio in Patients With Acute Lung Injury or ARDS. Chest. 2007; 410-7.

Interação Cardiopulmonar e Ventilação Mecânica

7

CAPÍTULO

Marcel Yasunaga Ferreira

Introdução

Em condições normais e em uma respiração espontânea, a inspiração é iniciada através da contração do diafragma, que é o músculo mais importante para a realização desse processo respiratório, junto com o auxílio dos músculos intercostais, os quais promovem o movimento das costelas. O diafragma é um músculo de camada fina, em forma de cúpula, inserido nas costelas inferiores. Quando se contrai, o conteúdo abdominal é forçado para baixo e para a frente, aumentando o espaço intratorácico. Por isso, quando respiramos, observamos um movimento abdominal oscilando juntamente com a respiração.

A contração diafragmática irá diminuir a pressão dentro dos pulmões, ou seja, a pressão intratorácica (PIT), deixando a pressão cada vez mais negativa conforme a sua contração. Simultaneamente, o ar é puxado para dentro dos pulmões, e o volume de ar dentro da cavidade torácica aumenta até chegar ao ponto de a PIT se igualar à pressão atmosférica, finalizando o deslocamento de ar para dentro dos pulmões. Esse fenômeno ocorre em virtude do *gradiente de pressão*, (discutido no Capítulo 3 – Princípios da Mecânica Ventilatória), onde o ar se desloca do ambiente de maior pressão, no caso, da atmosfera, para o ambiente de menor pressão, dentro dos pulmões.

A expiração ocorre de forma passiva. O pulmão e a parede torácica são elásticos e tendem a retornar às suas posições de equilíbrio após serem ativamente expandidos durante a inspiração.

Em um pulmão ventilado artificialmente por um ventilador mecânico, onde intermitentemente insuflam as vias aéreas respiratórias com volumes de ar, o movimento do gás para dentro dos pulmões ocorre em função da geração de um gradiente de pressão entre as vias aéreas superiores e os alvéolos. Com o mesmo princípio já citado, o ar se desloca do local de maior pressão, o ventilador mecânico e as vias aéreas proximais, para o de menor pressão, os alvéolos. Note que não há negativação da PIT nesse processo, e sim o oposto, uma positivação da PIT gerada pelo aparelho através da indução de um volume de ar para dentro dos pulmões, uma ventilação por pressão positiva.

A cavidade torácica, quando intacta e fechada, abriga o coração e o pulmão em um espaço muito limitado. Tanto que, diante de variações da pressão intratorácica ao longo das fases respiratórias, mesmo na respiração espontânea, podem provocar alterações hemodinâmicas e na função cardíaca, que podem ser potencializadas com uso da ventilação com pressão positiva (Figura 7.1). E são essas alterações e a ação da ventilação mecânica na circulação sanguínea que iremos estudar neste capítulo.

Alterações hemodinâmicas durante a respiração espontânea e ventilação mecânica

Como já mencionado, qualquer variação de pressão na caixa torácica irá resultar em variações de pressão nas câmaras cardíacas, e o primeiro a sentir esse efeito é o átrio direito (AD). Em um esforço inspiratório espontâneo, a queda da PIT irá favorecer a diminuição da pressão dentro do AD, o qual

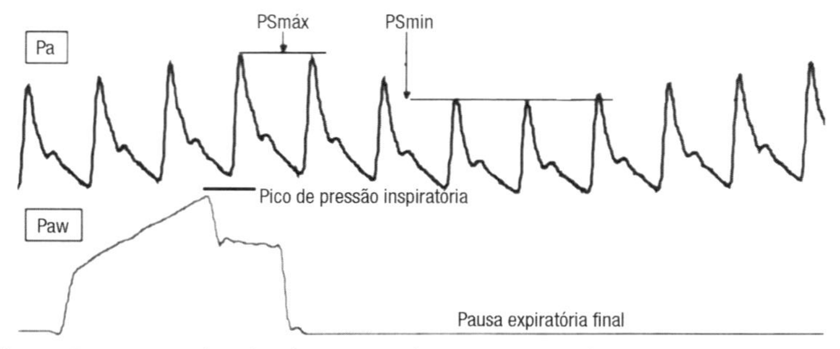

Figura 7.1 Foram colocadas duas curvas de pressão uma sobre a outra, sendo possível observar a variação da pressão arterial e a interferência sofrida por ela, decorrente da variação da pressão das vias aéreas. Durante uma inspiração e aumento da pressão intratorácica ocorre simultaneamente um aumento no pico da pressão arterial.

(Pa: pressão arterial; PSmáx: pressão sistólica máxima; PSmin: pressão sistólica mínima; Paw: Pressão de vias aéreas).

Fonte: adaptada de Frédéric Michard, M.D., Ph.D: Changes in Arterial Pressure during Mechanical Ventilation. Anesthesiology 2005;103:419-28.

ficará com uma pressão inferior à pressão venosa sistêmica, no caso as veias cavas, aumentando o gradiente de pressão entre essas estruturas, favorecendo o fluxo sanguíneo para o AD, resultando no aumento do retorno venoso. Valores negativos de pressão pleural, associados ao consequente estiramento do interstício pulmonar, tendem a diminuir o retorno venoso para o átrio esquerdo (AE), em virtude de represamento temporário de sangue nos vasos pulmonares extra-alveolares, como veias e capilares peribrônquicos. Fator provocante da limitação da ejeção sanguínea pelo ventrículo esquerdo (VE).

Em contrapartida, uma inspiração através da pressão positiva irá aumentar a PIT e a pressão interna do AD, com diminuição do seu retorno venoso. Este evento é decorrente da redução do gradiente de pressão entre as pressões sistêmicas e a pressão interna do AD, o que resulta em menor quantidade de sangue chegando a esta câmara cardíaca. O aumento na pressão pleural e alveolar provoca uma compressão nas veias e capilares pulmonares e induz o sangue a fluir para as câmaras cardíacas à esquerda. Há também um aumento do gradiente de pressão entre a PIT e a pressão da artéria aorta, que favorece o esvaziamento do ventrículo esquerdo, ou seja, diminui a força de resistência à ejeção sanguínea, a pós-carga. Existem um aumento temporário do retorno venoso para o AE e o consequente aumento do débito cardíaco (DC), porém, em seguida, pode haver uma diminuição desse fluxo sanguíneo decorrente do efeito sofrido pelas câmaras à direita e o baixo DC de ventrículo direito (VD).

Esses efeitos hemodinâmicos resultantes da ventilação com pressão positiva, no fluxo sanguíneo que chega e sai das câmaras cardíacas direita e esquerda, podem ser intensificados ou estabilizados dependendo do estado volêmico do paciente.

Efeito da ventilação com pressão positiva no estado hipovolêmico

A diminuição do retorno venoso, em um estado de hipovolemia, pode ser intensificada com a compressão da veia cava superior pelo aumento da pressão pleural, dificultando a passagem de sangue por essa estrutura. E também, concomitantemente ao aumento de pressão dentro do AD, reduz ainda mais o DC do ventrículo direito, e consequentemente, um baixo fluxo para artéria pulmonar, que resulta em baixo enchimento de VE (Figura 7.2).

Além da ação mecânica de compressão sofrida pela veia cava, existe também outro mecanismo similar que dificulta a passagem do sangue pelos capilares pulmonares em direção às câmaras cardíacas esquerda, que são as Zonas de West I (PA: pressão alveolar > Pa: pressão arterial > Pv: pressão venosa) e Zona de West II (Pa > PA > Pv) (Figura 7.3), que tem os seus capilares compri-

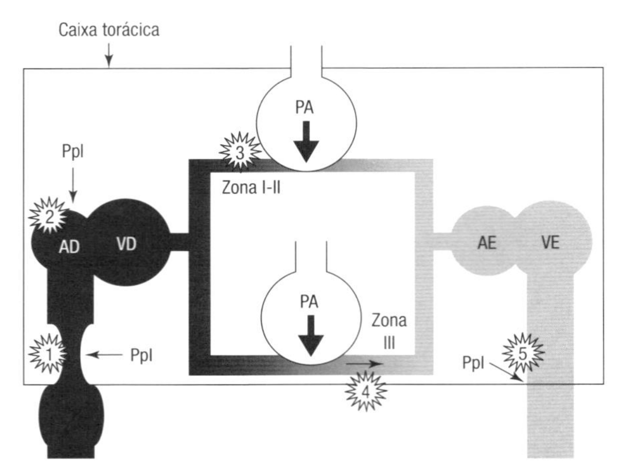

Figura 7.2 Hipovolemia. **1.** Ação da Ppl sobre a veia cava; **2.** Ação da Ppl sobre o AD; **3.** Zona I e II de West, com compressão do capilar pelo alvéolo; **4.** Zona III West, com compressão parcial do capilar pelo alvéolo e o movimento de esguicho do sangue; **5.** Fluxo inalterado na artéria aorta, mesmo com aumento da Ppl. (Ppl: pressão pleural, AD: átrio direito, AE: átrio esquerdo, VD: ventrículo direito, VE: ventrículo esquerdo, PA: pressão alveolar.)
Fonte: adaptada de Frédéric Michard, M.D., Ph.D: Changes in Arterial Pressure during Mechanical Ventilation. Anesthesiology2005;103:419-28.

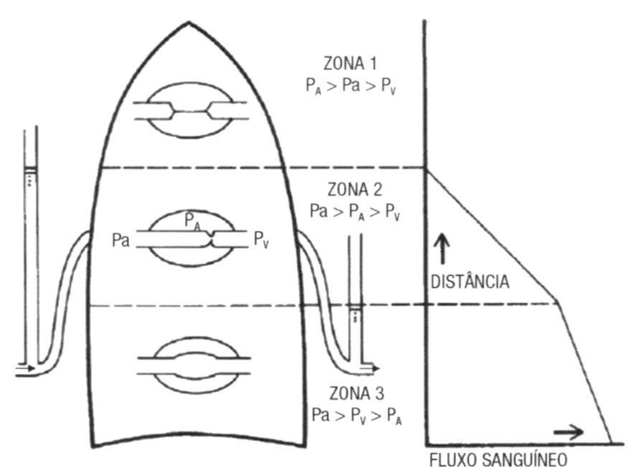

Figura 7.3 PA: pressão alveolar, Pa: pressão arterial, Pv: pressão venosa.
Fonte: West JB. Fisiologia respiratória. 6ª ed. 2002.

midos durante a inspiração com pressão positiva, aumentando a pós-carga de ventrículo direito, ou seja, dificultando a ejeção do sangue pelo VD.

No entanto, na Zona III (Pa > Pv > PA), onde a pressão alveolar é menor do que a do capilar pulmonar, durante a inspiração e aumento da pressão pleural, o sangue é forçado para o lado esquerdo do coração por uma compressão mecânica de esguicho, mantendo a pré-carga de VE, ou seja, a quantidade de sangue que chega ao ventrículo esquerdo. A elevação da pressão pleural aumenta o gradiente de pressão entre a caixa torácica e a pressão sistêmica, no caso da artéria aorta, favorecendo a ejeção sanguínea e diminuição da pós-carga do VE. Juntamente com esse fenômeno ocorre o aumento da pressão sistólica extracardíaca, ou seja, a pressão pleural elevada age sobre o coração esquerdo e facilita a sístole e ejeção do VE, e o escoamento do sangue para a aorta, mesmo em quantidade reduzida.

Efeito da ventilação com pressão positiva no estado hipervolêmico

Nessa condição hipervolêmica, as veias cavas e o AD não são complacentes e respondem pouco ao aumento da pressão pleural, mantendo o retorno venoso, a pré-carga e o DC de VD. Há uma predominância da Zona III de West (Pa > Pv > PA) em todo o pulmão, fazendo com que a cada inspiração no ventilador mecânico aumente o fluxo das veias pulmonares em direção ao AE, elevando a pré-carga de ventrículo esquerdo e consequentemente o seu débito cardíaco (Figura 7.4).

O efeito da pressão positiva na hemodinâmica sanguínea em reduzir o DC pode ser compensado em situações de hipervolemia.

Sugestões para a prática clínica

Ventilação mecânica no paciente com falência de ventrículo esquerdo

- Favorecer valores de Peep elevada, por diminuição da pré-carga e da pós-carga do VE. Se houver falência de VD, este aumento deve ser feito com cuidado e monitorização da função de VD e o seu fluxo.
- Evitar hipercapnia grave (pH < 7,15 ou $PaCO_2$ > 80 mmHg). Em situações de acidose, há um aumento de consumo de oxigênio pelo miocárdio durante a sua contração, piorando ainda mais a função do VE.

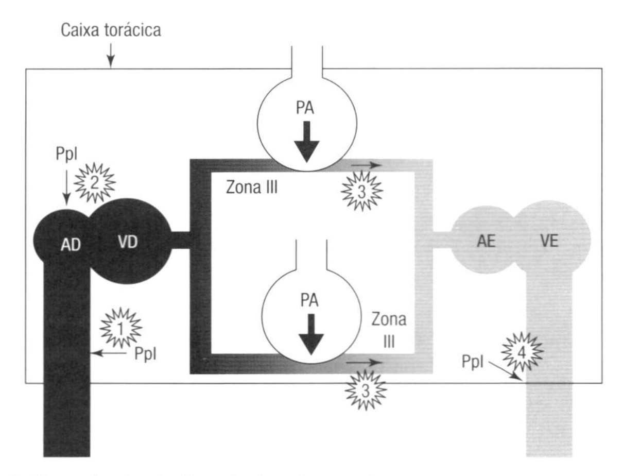

Figura 7.4 Hipervolemia. **1.** Fluxo inalterado na veia cava, mesmo com aumento da Ppl. **2.** Ação da Ppl sobre o AD. **3.** Zona III West, com compressão parcial do capilar pelo alvéolo e o movimento de esguicho do sangue. **4.** Fluxo inalterado na artéria aorta, mesmo com aumento da Ppl. (Ppl: pressão pleural, AD: átrio direito, AE: átrio esquerdo, VD: ventrículo direito, VE: ventrículo esquerdo, PA: pressão alveolar.)

Fonte: adaptada de Frédéric Michard, M.D., Ph.D: Changes in Arterial Pressure during Mechanical Ventilation. Anesthesiology 2005;103:419-28.

Ventilação mecânica no paciente com falência de ventrículo direito

- Favorecer valores de Peep baixa, menor que 10 cmH_2O e volume corrente menor ou igual a 6 mL/kg do peso predito.
- Evitar a hipoxemia. Em situações de baixos níveis de oxigênio no sangue o tônus vasomotor pulmonar aumenta, diminuindo o fluxo sanguíneo, que irá aumentar a resistência vascular pulmonar, com o aumento da pós carga de VD. Fenômeno conhecido como vasoconstrição hipóxica.
- Evitar hipercapnia grave, que também irá aumentar a resistência vascular pulmonar e consequente aumento da pós-carga de VD.
- Evitar a hipervolemia.
- Considerar prova com o gás óxido nítrico ou com Sildenafil em casos de não disponibilidade do gás.

Ventilação mecânica e a interdependência ventricular

O aumento da PIT pode interferir na função do VE, não apenas pela diminuição do retorno venoso, mas também em razão de aumento da pós-carga de VD, que provoca uma maior resistência da saída do sangue em direção à circulação pulmonar e coração esquerdo. Essa resistência pode aumentar o volume sanguíneo que permanece no ventrículo direito mesmo após a sua contração, represando-o e, consequentemente, aumentando o volume diastólico final, ou seja, a quantidade de sangue ao final do enchimento do VD.

Como ambos os ventrículos são divididos pelo mesmo septo, o septo interventricular, um aumento excessivo no volume diastólico final do VD irá interferir diretamente no enchimento do VE, em virtude do deslocamento do septo interventricular para a esquerda, diminuindo o espaço para o volume sanguíneo e resultando em uma quantidade inferior de sangue ejetado por ele. Chamamos esse fenômeno de interdependência ventricular.

Ele é comumente visto em situações patológicas, como hipertensão pulmonar e insuficiência cardíaca direita, ou em condições clínicas em que há a necessidade de utilização de ventilação mecânica com altos valores de PEEP, aumentando a pós-carga de VD.

Ventilação mecânica e o paciente com insuficiência cardíaca (IC)

O uso de modalidades invasivas ou não invasivas através da ventilação com pressão positiva em pacientes com IC pode proporcionar melhoras no DC pela diminuição do esforço inspiratório e da pós-carga de VE. Benefícios que são resultantes da melhor oferta de oxigênio ao miocárdio, otimizando a função inotrópica, e também pela diminuição da pré-carga e pós-carga do VE, decorrente do aumento da pressão intratorácica, como já mencionado neste capítulo.

Parâmetros hemodinâmicos

Seguem os parâmetros hemodinâmicos mais usados nas Unidades de Terapia Intensiva para que possamos entender em tempo real a repercussão que a ventilação mecânica provoca no sistema cardiopulmonar. Todavia, vale ressaltar um parâmetro específico, que é a variação na pressão de pulso ou ΔPP, por sua especificidade em representar a volemia do paciente.

O ΔPP é um marcador dinâmico que utiliza as variações no DC e na pressão arterial que ocorrem em resposta às variações na pressão intratorácica, como mencionado neste capítulo. É a diferença entre a pressão de pulso máxima e a pressão de pulso mínima dividida pela média das duas ao longo de um ciclo respiratório. O ΔPP é diretamente proporcional ao volume sistólico, refletindo a quantidade de sangue ejetado pelo ventrículo esquerdo durante a sua contração.

- Variação na pressão de pulso (VPP ou Delta PP): 13%
  - > 13%: maior oscilação entre a pressão de pulso máxima e mínima, sinal de hipovolemia.
  - < 13%: menor oscilação entre a pressão de pulso máxima e mínima, sinal de hipervolemia.
- Pressão venosa central (PVC):
  - PVC 8–12 mmHg para pacientes em ventilação espontânea
  - PVC 12–15 mmHg para pacientes em ventilação mecânica
- Pressão arterial pulmonar:
  - PAP média normal: 10–20 mmHg
  - PAP média > 25 mmHg = hipertensão pulmonar
- Pressão de oclusão da artéria pulmonar: 8–12 mmHg
- Débito cardíaco: 4–8 L/min
- Índice cardíaco: 2,5–4,2 L/m^2

Mesmo diante de muitas alterações hemodinâmicas do paciente submetido a ventilação mecânica, é possível fazer uso de altas pressões intratorácicas, como valores de PEEP elevados, e minimizar o efeito sobre o débito cardíaco, desde que em condições volêmicas adequadas e frequente monitorização de parâmetros hemodinâmicos (Tabela 7.1).

Tabela 7.1 Resposta hemodinâmica à ventilação mecânica

		Pré-carga	Pós-carga	DC
VD	Hipervolemia	Normal	↓	↑
	Hipovolemia	↓	↑	↓
VE	Hipervolemia	↑	↓	↑
	Hipovolemia	↓ / normal	↓	↓ / normal

DC: débito cardíaco; VD: ventrículo direito; VE: ventrículo esquerdo.

LEITURA RECOMENDADA

Alves VLS, Guizilini S, Umeda IIK, Pulz C, Medeiros WM. Fisioterapia em Cardiologia – aspectos práticos – SOCESP. 2ª ed. São Paulo : Editora Atheneu, 2014.

Barbas CSV, Bueno MAS, Amato MBP, Hoelz C, Rodrigues Junior M et al. Interação cardiopulmonar durante a ventilação mecânica. Rev Soc Cardiol Estado de São Paulo. 1998; 3:406-19.

Diretrizes Brasileiras de Ventilação Mecânica. 2013.

Frédéric Michard MD, PhD. Changes in Arterial Pressure during Mechanical Ventilation. Anesthesiology. 2005; 103:419-28.

Oliveira AR, Taniguchi LU, Park M, Neto AS, Velasco IV. Manual da residência de medicina intensiva. 3ª ed. Barueri, SP: Manole. 2012.

Pinsky MR MD, D. Cardio-pulmonary interactions: Physiologic basis and clinical applications.Annals ATS. 201704-339FR.

Rocha PN, Menezes JAV, Suassuna JHR. Avaliação hemodinâmica em paciente criticamente enfermo. J Bras Nefrol. 2010; 32(2):201-12.

Van Den Berg PCM, Jansen JRC, Pinsky MR. Effect of positive pressure on venous return in volume-loaded cardiac surgical patients. Journal of applied. Physiology. 2002; 92:1223.

Verhoeff K, Mitchell JR. Cardiopulmonary physiology: why the heart and lungs are inextricably linked. Adv Physiol Educ. 2017; 41:348-53.

West JB. Fisiologia respiratória. 6ª ed. 2002.

Identificando e Corrigindo Assincronias Ventilatórias

8

CAPÍTULO

Kessy Lima Ruas

Introdução

Assincronia é a incoordenação entre a demanda do paciente e a oferta do ventilador. Uma boa interação pode evitar a sedação excessiva, ansiedade, lesão pulmonar induzida pela ventilação mecânica (VMI), desconforto respiratório, VMI prolongada e aumento da permanência na Unidade de Terapia Intensiva. As assincronias podem ocorrer em todos os modos de VMI, e até os ajustes mais finos podem influenciar esse sincronismo.

É recomendada pelas Diretrizes Brasileiras de Ventilação Mecânica a busca ativa das assincronias e suas correções devem ser feitas precocemente durante a avaliação do paciente em VMI.

Tipos de assincronia (Figura 8.1)

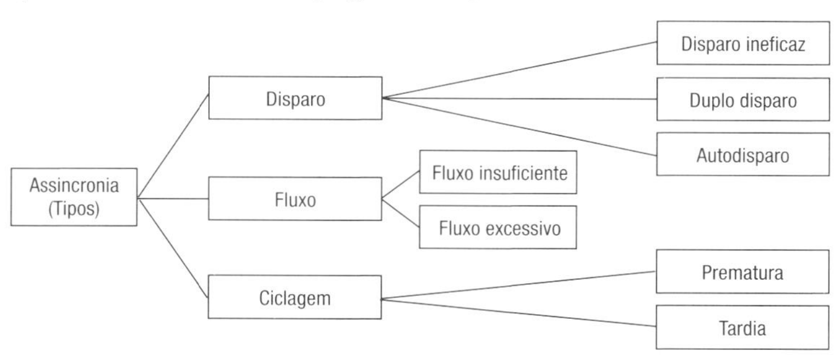

Figura 8.1 Tipos de assincronia.

Disparo ineficaz

Nesse tipo de assincronia, o esforço inspiratório do paciente é insuficiente para atingir o limiar de disparo do ventilador, podendo ocorrer por ajuste inadequado da sensibilidade.

Fatores do paciente (Figuras 8.2 e 8.3)

- Fraqueza da musculatura respiratória.
- Depressão do comando neural.
- Presença de hiperinsuflação dinâmica (auto-PEEP).
- Tempo inspiratório mecânico prolongado maior do que o tempo neural do paciente.

Vale ressaltar que além das alterações das curvas que encontramos no ventilador deve-se avaliar o padrão respiratório do paciente. Nessa ocasião é identificado o esforço inspiratório sem o sincronismo do ciclo fornecido pelo ventilador.

Duplo disparo (Figura 8.4)

O esforço do paciente permanece no momento da ciclagem. Desse modo, ocorrem dois ciclos consecutivos disparados pelo mesmo esforço do paciente. Nessa assincronia, o tempo inspiratório mecânico do ventilador é menor do que o tempo inspiratório neural do paciente.

Autodisparo (Figura 8.5)

O ventilador é disparado sem que haja esforço do paciente.

Causas mais comuns: vazamentos, presença de condensado no circuito gerando alterações no fluxo e *trigger* do ventilador muito sensível.

Fluxo inspiratório insuficiente (Figura 8.6)

O ajuste de fluxo inadequado à demanda ventilatória do paciente, pode ocorrer na modalidade VCV devido ao ajuste fixo do fluxo; entretanto, pode ocorrer também nas modalidades PCV e PSV, se os ajustes de pressão forem insuficientes em relação à demanda ventilatória do paciente. Muitas vezes o paciente se encontra desconfortável com a utilização de musculatura acessória.

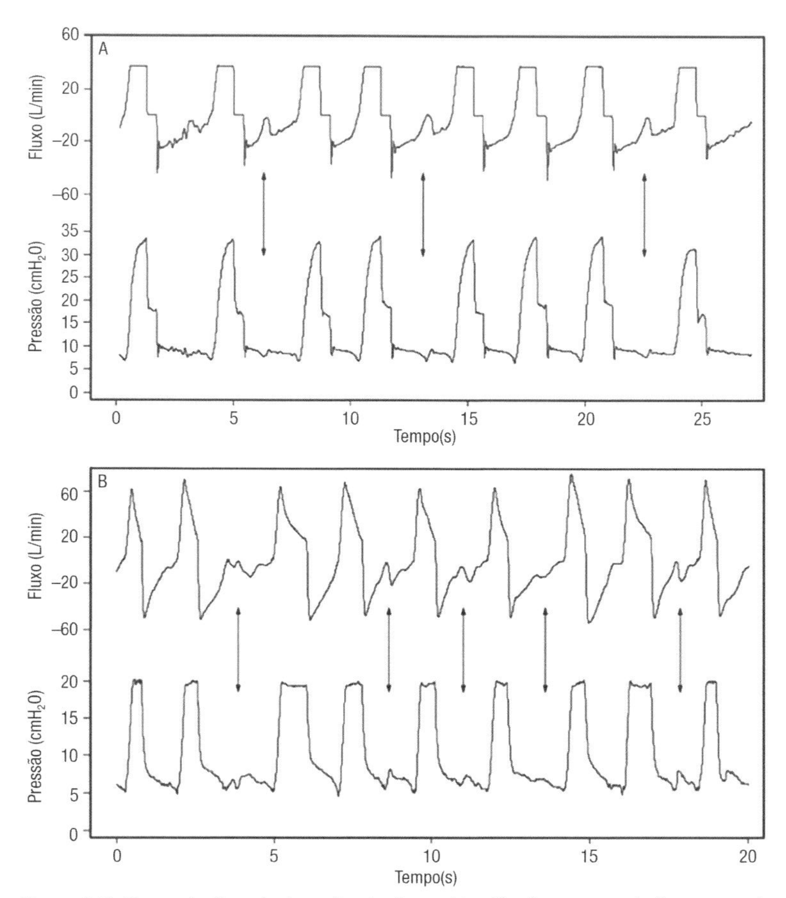

Figura 8.2 Disparo ineficaz. Assincronias de disparo identificadas na curva de fluxo e pressão *vs.* tempo. As deflexões negativas nas curvas de pressão *vs.* tempo representam os esforços do paciente incapaz de disparar o ventilador. Na curva de fluxo pode ser observado esforço que ocorre durante a exalação sem disparo do ventilador. **A.** Ventilação com volume controlado. **B.** Ventilação com pressão de suporte.

Fonte: adaptada de Carles S, Candelaria H, Rudys M, Rafael F, Lluís B. Minimizing Asynchronies in Mechanical Ventilation: Current and Future Trends. Respiratory Care. 2018.

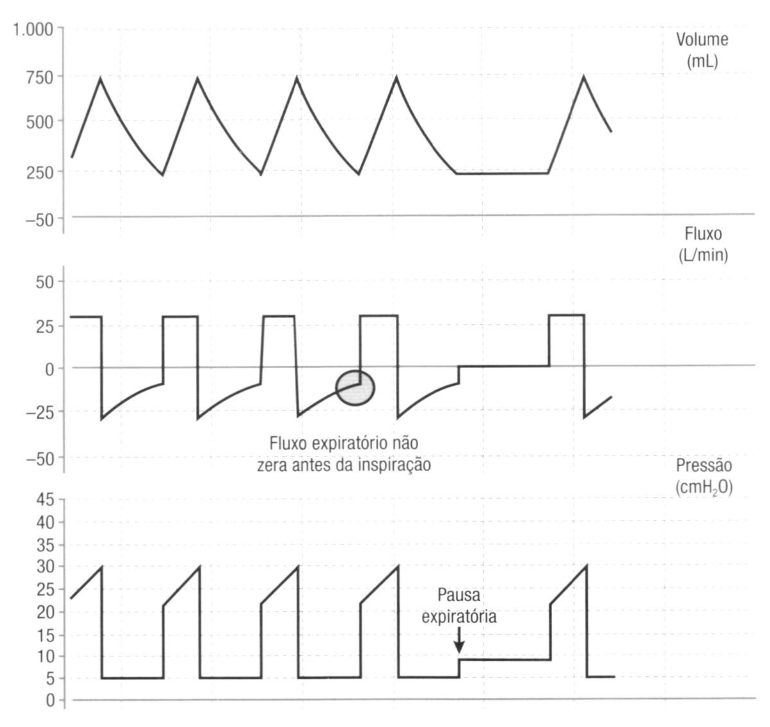

Figura 8.3 Disparo ineficaz. Na vigência de auto-PEEP, realizar uma pausa expiratória e titular a PEEP entre 70% e 85% da auto-PEEP.

Correção

- Ajustar a sensibilidade mais sensível (cuidado com o autodisparo)
- Disparo a fluxo (mais sensível)
- Ajustar PEEP para 70% a 85% da auto-PEEP (Tabela 8.2)

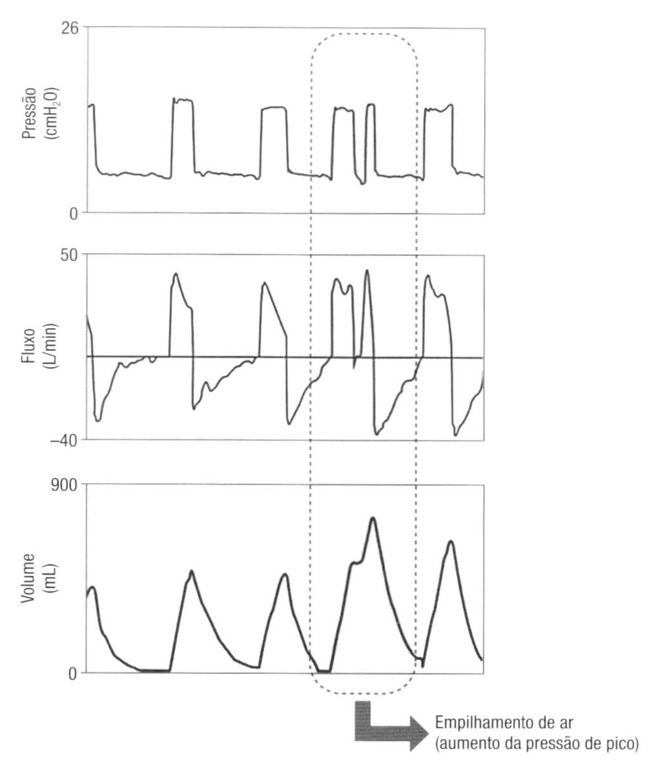

Figura 8.4 Duplo disparo. O empilhamento de ar pode duplicar o volume corrente, favorecendo o aumento da pressão de pico na via aérea. Dessa maneira, o duplo disparo pode resultar em hiperinsuflação e altas pressões transpulmonares, ocasionando o barotrauma, o estresse excessivo e o aumento da resposta inflamatória.

Correção

VCV: ↑ o volume corrente (se possível)
Ajustar o fluxo inspiratório de acordo com a demanda do paciente

PCV: ↑ o Ti e/ou o valor da PC

PCV → PSV (fluxo inspiratório varia conforme os esforços do paciente)

PSV: aumentar PS ou reduzir % do critério de ciclagem

PC: pressão controlada; PCV: ventilação controlada a pressão; PS: pressão de suporte; PSV: ventilação com pressão de suporte; Ti: tempo inspiratório.

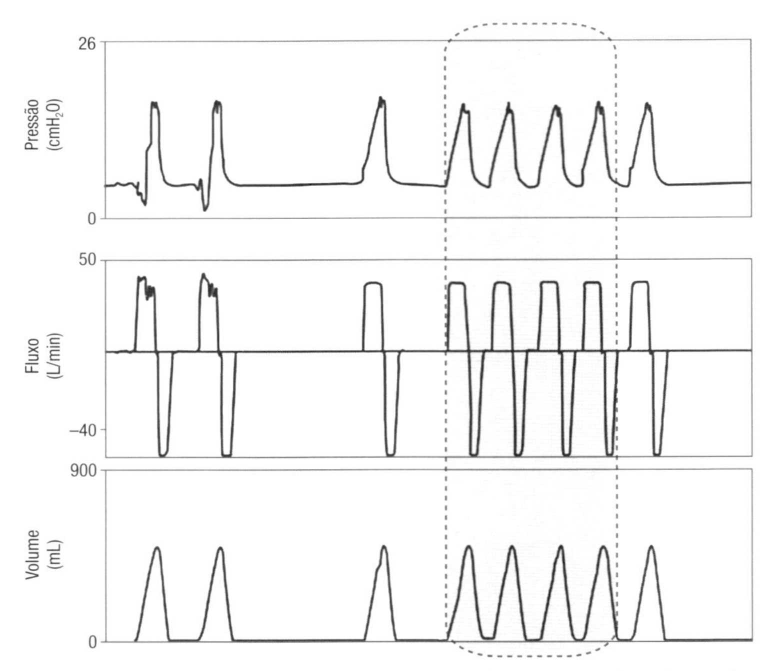

Figura 8.5 Autodisparo. Frequência respiratória é maior do que a ajustada, ciclos ventilatórios ocorrem sem o esforço do paciente.

Correção	
	Corrigir vazamentos
	Descartar condensados
	Reduzir progressivamente a sensibilidade do ventilador até resolução

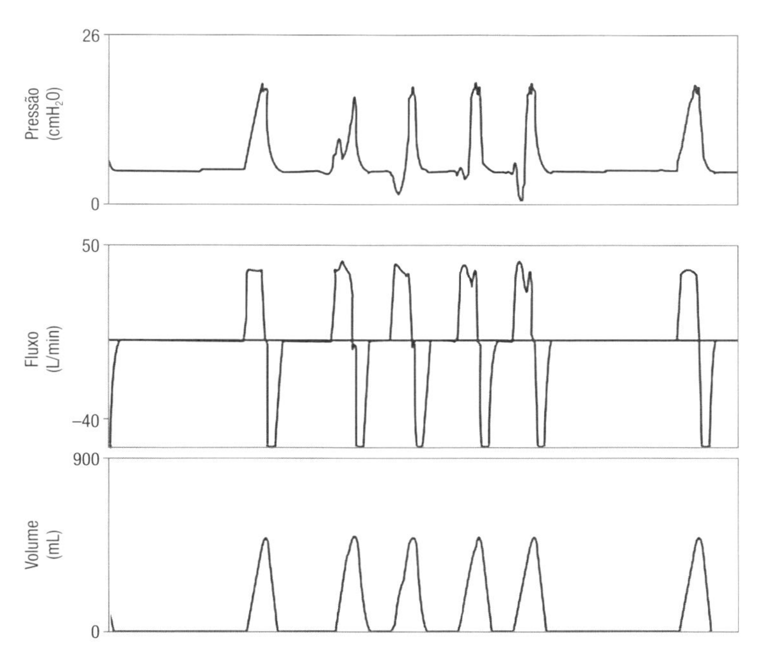

Figura 8.6 Fluxo inspiratório insuficiente. As deflexões negativas nas curvas de pressão *vs.* tempo representam o esforço muscular do paciente durante toda a inspiração, a qual apresenta uma concavidade voltada para cima.

Correção

Corrigir causa do aumento da demanda de fluxo (febre, dor, acidose, ansiedade)

VCV: ↑ fluxo inspiratório

Mudança do modo para PCV ou PSV (fluxo livre)

PCV: Ajuste da velocidade: ↑ *rise time*
Aumento da PC

Nota importante: o ajuste de velocidade/fluxo de forma rápida pode favorecer a taquipneia e, posteriormente, o duplo disparo.

PC: pressão controlada; PCV: ventilação com pressão controlada; PSV: ventilação com pressão de suporte; VCV: ventilação controlada a volume.

Fluxo inspiratório excessivo (Figura 8.7)

- Em VCV: fluxo ajustado acima do desejado pelo paciente
  - Curva de pressão *vs.* tempo: pico de pressão alcançado precocemente
- Em PCV ou PSV: ajuste de pressões elevadas ou *rise time* mais rápido
  - Pressão nas vias aéreas ultrapassa o nível ajustado – fenômeno *overshoot*

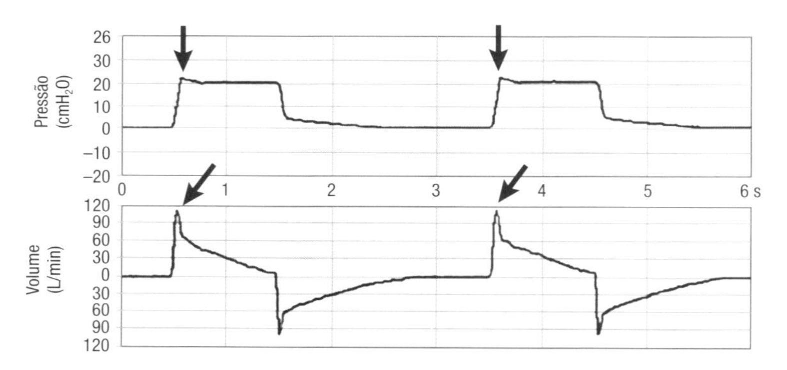

Figura 8.7 Fenômeno *overshoot*. Leve aumento na pressão de pico que ultrapassa o nível ajustado.
Fonte: adaptada de Nilsestuen JO, Hargett KD. Respiratory Care. 2005; 50:2002-32.

Ciclagem prematura (Figura 8.8)

A ciclagem prematura ocorre quando o tempo neural do paciente é maior do que o tempo inspiratório ajustado no ventilador. O ventilador finaliza o fluxo, mas o esforço inspiratório do paciente continua. Na modalidade PSV, ela ocorre por ajuste de baixo da PS e/ou alta % de critério de ciclagem.

Ciclagem tardia (Figura 8.9)

A ciclagem tardia ocorre quando o tempo neural do paciente é menor do que o tempo inspiratório ajustado no ventilador. Em VCV, o fluxo inspiratório se encontra baixo, e/ou a pausa inspiratória está ajustada de forma inadequada. Na PCV, ocorre com ajustes prolongados do tempo inspiratório maior do que o desejado pelo paciente.

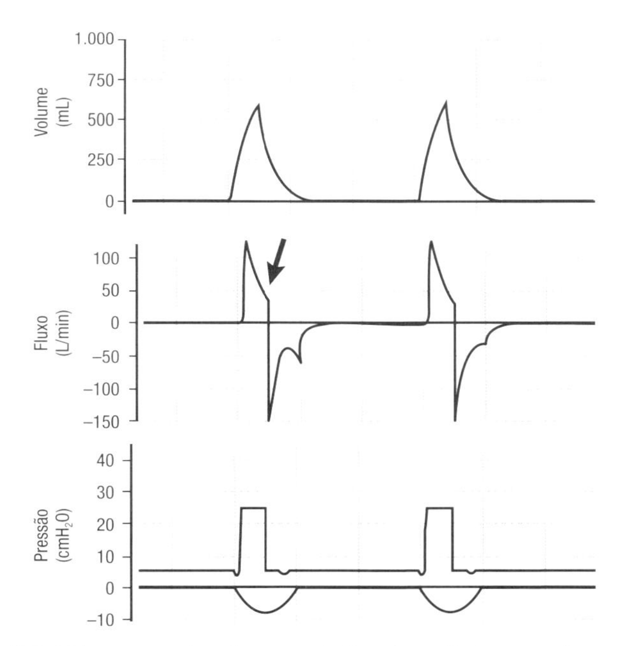

Figura 8.8 Ciclagem prematura. Tempo inspiratório do ventilador menor do que o desejado pelo paciente, o que pode ser observado na fase expiratória da curva de fluxo que tende a voltar para a linha de base em função do esforço ainda presente do paciente.
Fonte: Diretrizes Brasileiras de Ventilação Mecânica. 2013.

Correção

VCV: ↓ fluxo inspiratório

PCV: ↑ o Ti e/ou PC

PCV → PSV (fluxo inspiratório livre)

PSV: ↑ PS ou reduzir a % do critério de ciclagem

PC: pressão controlada; PCV: ventilação com pressão controlada; PS: pressão de suporte; PSV: ventilação com pressão de suporte; VCV: ventilação controlada a volume.

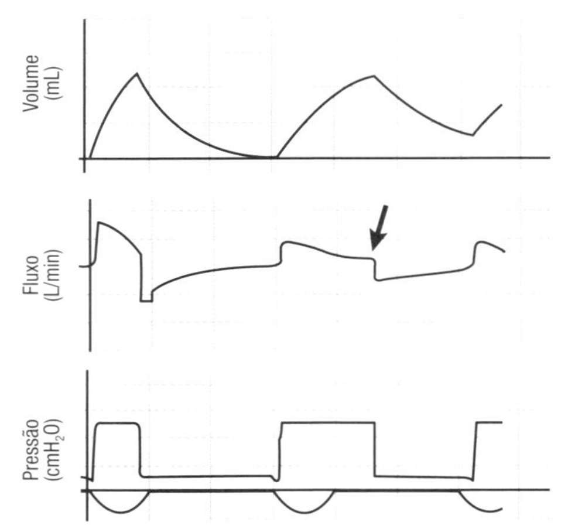

Figura 8.9 Ciclagem tardia. A redução do fluxo se faz de forma muito lenta, fenômeno típico de obstrução ao fluxo aéreo, fazendo com que o limiar de ciclagem demore a ser atingido.
Fonte: Diretrizes Brasileiras de Ventilação Mecânica. 2013.

Correção	VCV: ↑ fluxo inspiratório rápido PCV: ↓ Ti PSV: ↑ a % de critério de ciclagem (p. ex.: 25% para 45%)

PCV: ventilação com pressão controlada; PSV: ventilação com pressão de suporte; VCV: ventilação controlada a volume.

A correção das assincronias requer atenção à beira do leito analisando o paciente e as curvas do ventilador. Embora sedação e analgesia sejam frequentemente usadas para tratar assincronia, essa abordagem suscita várias preocupações. A sedação profunda está associada a maior tempo de ventilação mecânica e permanência na UTI. Diante dessa realidade, em primeiro lugar, devem ser ajustados os parâmetros e/ou utilizados novos modos ventilatórios antes de recorrer a ela.

LEITURA RECOMENDADA

Carles S, Candelaria H, Rudys M, Rafael F, Lluís B. Minimizing Asynchronies in Mechanical Ventilation: Current and Future Trends. Respiratory Care. 2018.

Diretrizes Brasileiras de Ventilação Mecânica. 2013.

Karen GM, Mary JG, Cindy LM, Curtis NS, Paul AW, Jon ON, Jessica MK. Patient Ventilator Asynchrony in critically ill Adults: Frequency and Types. Heart & Lung. 2014.

Lesão Induzida pela Ventilação Mecânica e Complicações

9

CAPÍTULO

Thais Moraes Vieira

Introdução

Ao longo dos anos, a ventilação mecânica auxiliou na diminuição da taxa de mortalidade ao prover descanso para musculatura respiratória, troca gasosa e oxigenação adequada. Com o tempo, ficou evidenciado que essa ferramenta poderia danificar estruturalmente o pulmão em razão da imposição de uma pressão positiva ao parênquima pulmonar que provoca a hiperdistensão das unidades alveolares, apresentando-se como potencial lesivo direto e indireto, também de outros sistemas orgânicos, a depender do tempo da sua utilização, ajustes dos parâmetros e após seu uso.

Complicações do trato respiratório (Figura 9.1)

Os principais fatores que ocasionam a lesão pulmonar relacionados ao ventilador são:

- Alta pressão inspiratória
- Alta pressão de pico
- Alta pressão do platô
- Altos volumes correntes
- Valores inadequados de pressão positiva expiratória final (PEEP)
- Altas taxas de oxigênio administradas

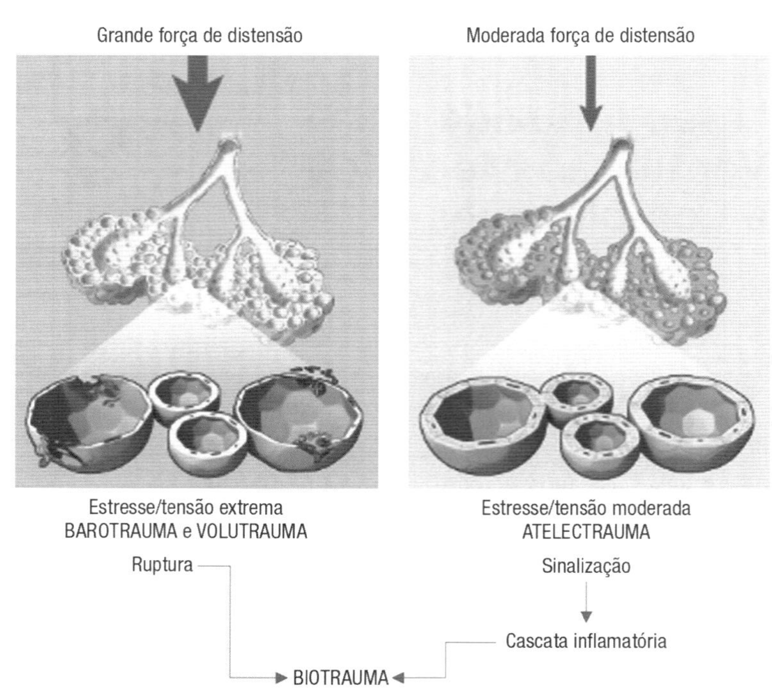

Figura 9.1 Resumo sobre as complicações pulmonares ao nível molecular.
Fonte: adaptada de Gattinoni et al. Ventilation in the prone posicion: For some but not for all? CMAJ April 22, 2008; 178(9):1174-76.

Barotrauma

Barotrauma é a presença de ar extra-alveolar induzido pela ventilação mecânica em consequência da ruptura alveolar através da hiperdistensão alveolar, que, na maioria das vezes, é causada por pressão elevada. Há algumas consequências para essa ruptura (Figura 9.2).

Volutrauma

Os experimentos reforçam que altos volumes promovendo estiramento pulmonar são os responsáveis pelo dano à membrana alveolocapilar, resultando em reações inflamatórias (Figura 9.3).

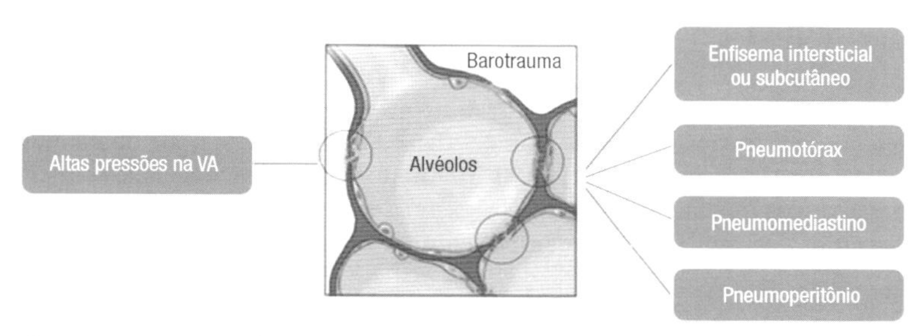

Figura 9.2 Esquema e figura sobre barotrauma e suas consequências.
Fonte: adaptada de Slutsky AS, Ranieri VM. Ventilator-induced lung injury. N Engl J Med. 2013; 369:2126-36.

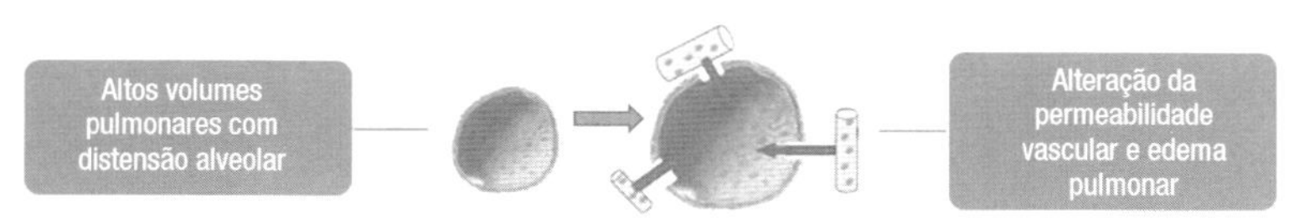

Figura 9.3 Esquema e figura sobre volutrauma e suas consequências.
Fonte: adaptada de http://www.socimage.net/user/pneumostudent_/769874983/1396073150584143885_769874983.

Atelectrauma

A utilização de valores baixos de PEEP, provoca colapsos cíclicos das unidades alveolares, gerando efeitos sobre a função do surfactante e hipóxia regional, o que provoca lesão do epitélio com liberação de mediadores inflamatórios e alteração da permeabilidade vascular. Pulmões que apresentam uma ventilação heterogênea, como pacientes com SDRA, são os mais acometidos pelo atelectrauma (Figura 9.4).

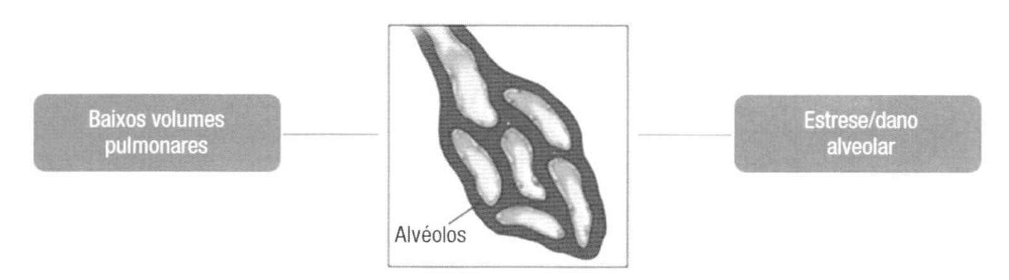

Figura 9.4 Atelectrauma: abertura e fechamento cíclico das unidades alveolares.
Fonte: adaptada de Slutsky AS, Ranieri VM. Ventilator-induced lung injury. N Engl J Med 2013; 369: 2126-36.

Biotrauma

As forças de distensão podem levar à liberação direta de mediadores intracelulares, comprometendo diretamente essas células e de forma indireta, ativando vias de sinalização celular epiteliais, endoteliais ou células inflamatórias. Logo, são alterações inflamatórias promovidas pelas citocinas e outros mediadores inflamatórios em decorrência das lesões celulares causadas pela ventilação mecânica (Figuras 9.5 e 9.6).

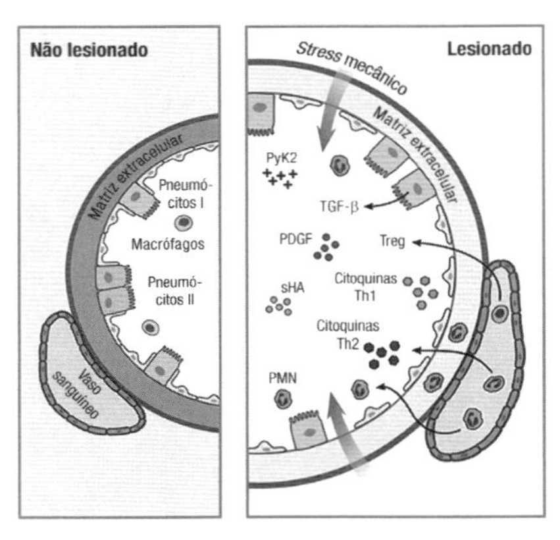

Figura 9.5 Reações inflamatórias pelo biotrauma.
Fonte: adaptada de Cabrera-Benitez et al. Mechanical Ventilation-Associated Lung Fibrosis in Acute Respiratory Distress Syndrome Anesthesiology. 2014; 121:189-98.

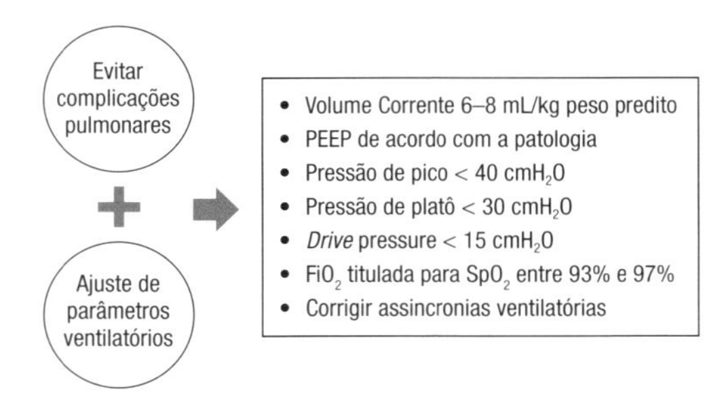

Figura 9.6 Esquema para prevenção de complicações pulmonares pelo ajuste de parâmetros ventilatórios.
FiO_2: fração inspirada de oxigênio; PEEP: pressão positiva expiratória final; SpO_2: saturação periférica de oxigênio.

Pneumonia associada à ventilação mecânica

A pneumonia associada à ventilação mecânica (PAV) é a principal causa de infecção nosocomial em adultos com doenças críticas, sendo definida como novo evento infeccioso, de início após 48 horas da intubação. A PAV prolonga os dias de ventilação, duração da estadia na Unidade de Terapia Intensiva e hospitalar, além de ser uma das principais causas de óbito por infecções. Staphylococcus é seu principal patógeno.

Para confirmação dessa nova infecção pulmonar seguem alguns critérios (Figura 9.7).

Para a prevenção da PAV, a Diretriz Brasileira de Ventilação Mecânica de 2013 nos traz a Tabela 9.1.

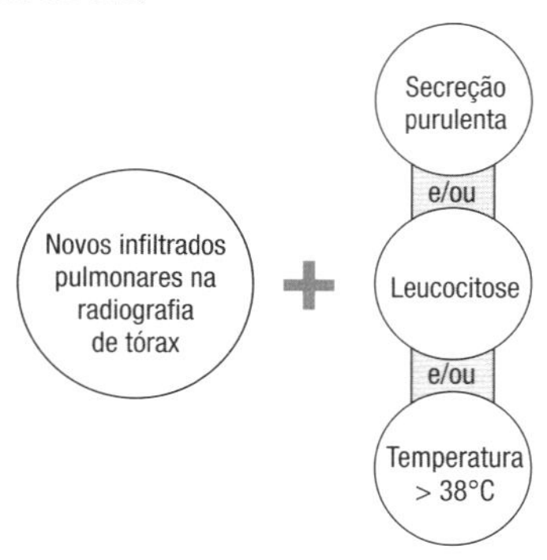

Figura 9.7 Critérios para PAV.

Tabela 9.1 Recomendações e sugestões para prevenção da PAV

Recomendações	Sugestões
Lavagem das mãos e/ou sua desinfecção com base de álcool a 70% Uso de vigilância microbiológica Monitoramento e remoção precoce de dispositivos invasivos Programas para uso racional de antibióticos Troca de circuitos do ventilador quando sujos ou danificados Troca de umidificadores a cada 7 dias ou quando necessário Realizar aspiração de secreções subglóticas Colocar e monitorizar a pressão do balonete do tubo endotraqueal em pelo menos 25 cmH_2O. Cabeceira elevada de 30° a 45°. Higiene oral diária com clorexedine a 2%.	Usar cânulas com balonetes especialmente desenvolvidos para evitar microaspiração Interrupção diária da sedação Descontaminação do trato gastrointestinal e profilaxia para doença de úlcera péptica

Fonte: Diretriz Brasileira de Ventilação Mecânica/2013.

O Institute for Healthcare Improvement lidera a melhoria de cuidados de saúde em todo o mundo e dissemina bundles que consistem em grupos de boas práticas com base em evidências, visando à melhora na assistência e consequente prevenção de determinadas patologias. O Bundle da Ventilação (2012), com o objetivo de prevenir a PAV é composto por cinco itens principais que precisam ser implementados juntos para atingir seu objetivo. Na tabela a seguir temos os itens e a correlação com a Diretriz Brasileira de 2013 (Tabela 9.2).

Os quatro primeiros itens já se mostram primordiais na prevenção da PAV, enquanto o último demanda mais estudos para definir seu real impacto para esse objetivo, o que não implica que essas e outras atividades não devam ser consideradas para pacientes ventilados mecanicamente como estratégias de prevenção de PAV, tanto as descritas na Diretriz Brasileira quanto no Bundle da Ventilação.

Tabela 9.2 Comparação entre medidas para prevenção da PAV

Bundles da Ventilação (2012)	Diretriz Brasileira de VM (2013)
Elevação da cabeceira da cama entre 30° e 45°	Recomendação
Interrupção diária da sedação e avaliação das condições para EOT	Sugestão
Profilaxia de úlcera péptica (úlcera de estresse)	Sugestão
Higiene oral diário com clorexidina	Recomendação
Profilaxia de TVP (salvo contraindicações)	Não mencionado

EOT: extubação orotraqueal; TVP: trombose venosa profunda.

Toxicidade do oxigênio

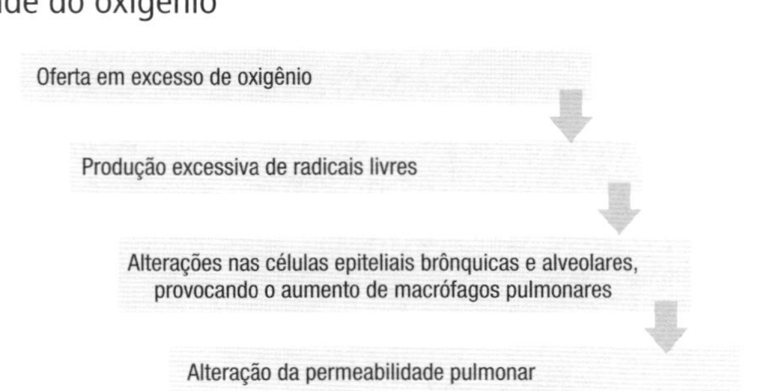

Assim, recomenda-se ajuste da fração inspirada de oxigênio para uma saturação periférica de oxigênio entre 93% e 97%, assim como a oferta excessiva de oxigênio pode ocasionar a depressão do centro respiratório em pacientes portadores de doença pulmonar obstrutiva crônica e acometimentos neurológicos.

Complicações extrapulmonares

Além do sistema respiratório, existem outros que também sofrem influência quando submetidos a ventilação mecânica. São os efeitos provocados pela ventilação mecânica que com maus ajustes ocasionam às complicações.

Complicações cardiovasculares

O sistema cardiovascular juntamente com a presença da pressão positiva tem efeitos já comprovados que variam de acordo com cada paciente, sua taxa de volemia e sua reserva cardíaca.

As complicações mais significativas ocorrem em pacientes hipovolêmicos e/ou instáveis hemodinamicamente:

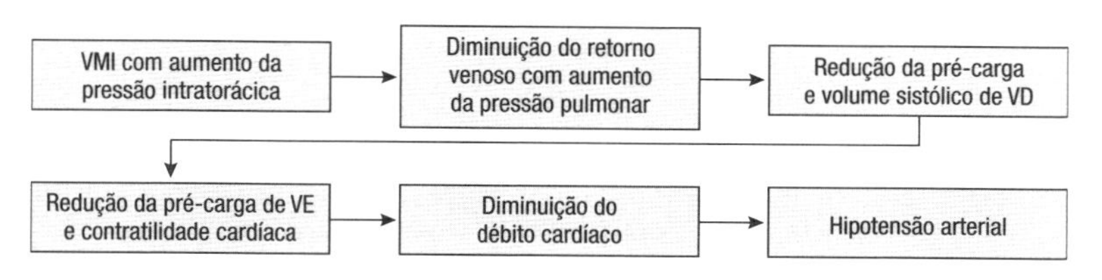

Para esses casos, o uso de valores de PEEP basais permite que a pressão intratorácica não se eleve demasiadamente, evitando ou minimizando esse quadro.

Entretanto, a supressão do suporte ventilatório também pode acarretar complicações. Uma vez analisadas as consequências cardíacas da instalação da ventilação mecânica nos pacientes, imaginemos que, quando tiramos esse aporte para um cardiopata com baixa reserva cardíaca, pode ocasionar a uma falha no desmame ventilatório, justamente pelo aumento da demanda cardiovascular.

Pacientes com reserva cardíaca baixa → Diminuição da pressão intratorácica → Aumento súbito da pré-carga e debito cardíaco → Falha do desmame ventilatório

Se antes a preocupação era ter baixos volumes sistólicos, sem a pressão intratorácica, todo o ciclo se inverte para o aumento do retorno venoso com maior enchimento das câmaras cardíacas e consequentemente maior trabalho cardíaco (ver Capítulo 7 – Interação Cardiopulmonar e Ventilação Mecânica).

Complicações neurológicas

Os valores de pressão parcial de dióxido de carbono têm influência diretamente na perfusão cerebral. Em pacientes com quadros críticos e recentes de isquemia ou edema cerebral, o manejo correto da ventilação mecânica pode auxiliar a minimizar os efeitos das complicações neurológicas. Mudanças nos valores de $PaCO_2$ determinam variações na resistência cerebrovascular, afetando diretamente o fluxo sanguíneo cerebral e a pressão intracraniana (PIC).

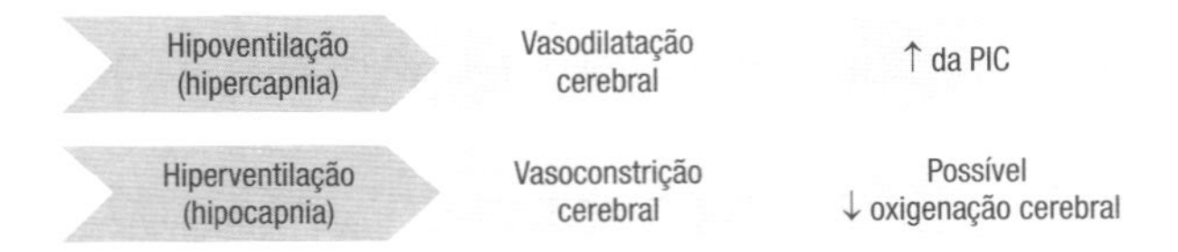

A pressão de perfusão cerebral (PPC) depende da pressão arterial média e da pressão intracraniana. O aumento da PIC ou a diminuição da pressão arterial média (PAM) provoca a piora da isquemia cerebral, assim como a hiperventilação excessiva ($PaCO_2 < 25$) está associada ao aparecimento de marcadores de necrose cerebral. Assim, mantém-se a recomendação de normoventilação ($PaCO_2$ 35–40 mmHg).

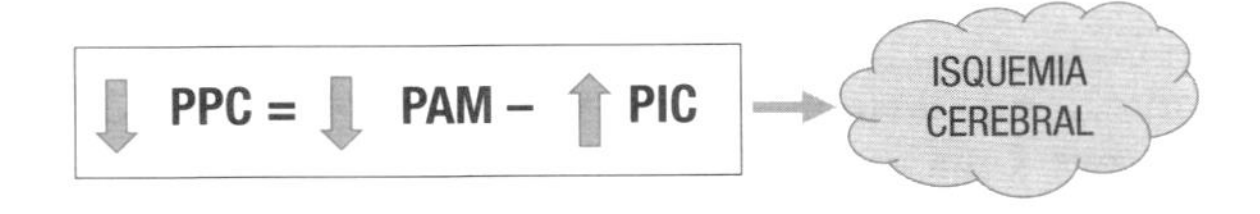

Complicações musculoesqueléticas

O tempo prolongado de ventilação mecânica com uso de sedativos e imobilismo no leito resulta em um processo catabólico do próprio quadro crítico, provocando fraqueza muscular por perda de fibras musculares, comumente chamada de polineuropatia do doente crítico.

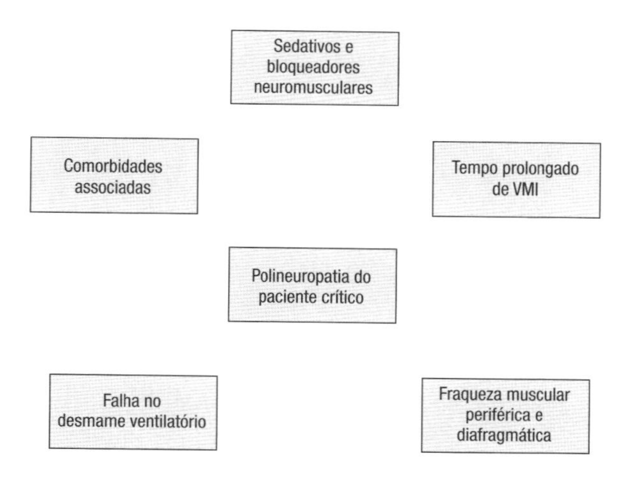

Dessa maneira, é de extrema importância a mobilização precoce dos pacientes, que consiste em protocolos contemplados desde terapias restritas ao leito, com exercícios passivos, até deambulação e treino de marcha, de forma segura, visando à melhora funcional do paciente, tendo em vista seu quadro hemodinâmico, infeccioso e neurológico.

LEITURA RECOMENDADA

AMIB. Diretrizes Brasileiras de Ventilação Mecânica. Forum de Diretrizes Brasileiras em Ventilação Mecânica. 2013; 19-22.

Cabrera-Benitez et al. Mechanical Ventilation-Associated Lung Fibrosis in Acute Respiratory Distress Syndrome Anesthesiology 2014; 121:189-98.

Cambridge MA. *How-to Guide: Prevent Ventilator-Associated Pneumonia*: Institute for Healthcare Improvement; 2012. (Available at www.ihi.org).

Gallagher, Jacqueline A. Implementation of Ventilator-Associated Pneumonia Clinical Guideline (Bundle). The Journal for Nurse Practitioners – JNP. 2012; 8(Issue 5).

Gattinoni et al. Ventilation in the prone posicion: For some but not for all? CMAJ April 22, 2008; 178(9):1174-6.

Hashem, Mohamed D et al. Early Mobilization and Rehabilitation of Patients Who Are Critically Ill CHEST. 2016;150(Issue 3):722-31.

Hickmann, Cheryl E et al. Teamwork enables high level of early mobilization in critically ill patients. Ann. Intensive Care. 2016; 6:80.

Nardelli, Liliane M et al. Entendendo os mecanismos determinantes da lesão pulmonar induzida pela ventilação mecânica. Rev. Bras. Ter. Intensiva, São Paulo. 2007; 19(4): 469-74.

Sandri P, Morato JB, Galassi MS, Guimarães HP. Manual Prático de Ventilação Mecânica em Pronto-Socorro e UTI. São Paulo: Atheneu. 2014.

Slutsky AS, Ranieri VM. Ventilator-induced lung injury. N Engl J Med 2013; 369: 2126-36. http://www.socimage.net/user/pneumostudent_/769874983/1396073150584143885_769874983

Ventilando Paciente de Perfil Obstrutivo e Restritivo

10
CAPÍTULO

Marcela Viceconte

Introdução

O manejo da ventilação mecânica é essencial e pode ser decisivo em algumas condições clínicas. Neste capítulo serão destacadas particularidades da mecânica ventilatória e dos ajustes ventilatórios em dois padrões comumente encontrados na prática: restritivos e obstrutivos.

Para a identificação de padrões ventilatórios restritivos e obstrutivos, a mensuração da mecânica respiratória é imprescindível. Os principais parâmetros envolvidos nessas condições são a complacência e a resistência do sistema respiratório.

A Figura 10.1 demonstra a alça Pressão × Volume e destaca as alterações encontradas na complacência pulmonar. Note que, a complacência pulmo-

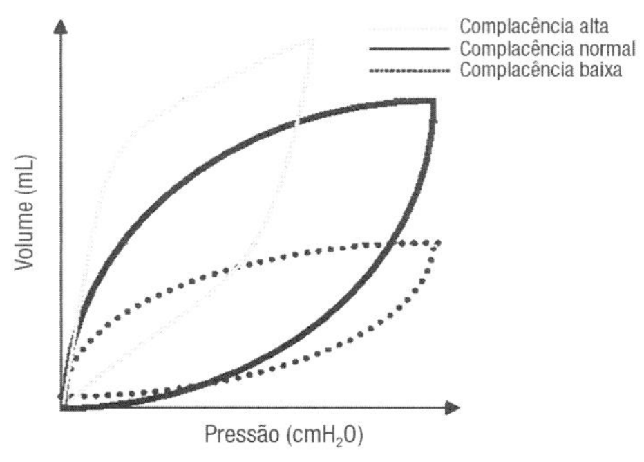

Figura 10.1 Alça pressão-volume e alterações na complacência pulmonar.

nar aumentada caracteriza-se por aumento do volume pulmonar, com baixas pressões inspiratórias, enquanto pulmões pouco complacentes necessitam de altas pressões para atingir um menor volume.

O aumento da complacência pulmonar está associado à destruição do parênquima pulmonar, sendo comum nas doenças obstrutivas, como a DPOC. A redução da complacência é característica em doenças como fibrose pulmonar e SDRA. Os tópicos a seguir destacam os aspectos da ventilação mecânica nessas populações.

Ventilação mecânica nas doenças obstrutivas

As doenças pulmonares obstrutivas caracterizam-se por limitação ao fluxo aéreo, reversível ou parcialmente reversível. As condições mais comuns são a DPOC e a asma. A limitação ao fluxo aéreo é secundária ao aumento da *resistência* nas vias aéreas em razão da inflamação, edema, hipersecreção, hiperplasia dos músculos lisos e broncoespasmo. O aumento da resistência, principalmente ao fluxo expiratório, associado à redução da retração elástica pela destruição do parênquima pulmonar, comum em pacientes com DPOC, gera aumento do volume residual e da capacidade residual funcional. O aumento do volume pulmonar é definido como *hiperinsuflação dinâmica*. A Figura 10.2 destaca as alterações na mecânica ventilatória, secundárias ao processo fisiopatológico das doenças obstrutivas.

O aumento do diâmetro da caixa torácica, relacionado à hiperinsuflação pulmonar, diminui a eficiência dos músculos respiratórios com consequente aumento do esforço respiratório e da demanda metabólica. O manejo da ventilação mecânica nesses casos deve visar a redução do trabalho respiratório, corrigir a hiperinsuflação dinâmica, minimizar os distúrbios agudos na troca gasosa e diminuir a incidência de pressão positiva expiratória final (auto-PEEP).

Indicação e ajustes da ventilação mecânica

A ventilação mecânica invasiva deve ser considerada sempre que houver contraindicação ou falha no uso da ventilação mecânica não invasiva. Nesses casos é indicado o uso de cânulas com diâmetros maiores (superiores a 8mm), com o objetivo de reduzir a resistência das vias aéreas. Os ajustes ventilatórios iniciais estão descritos na Tabela 10.1.

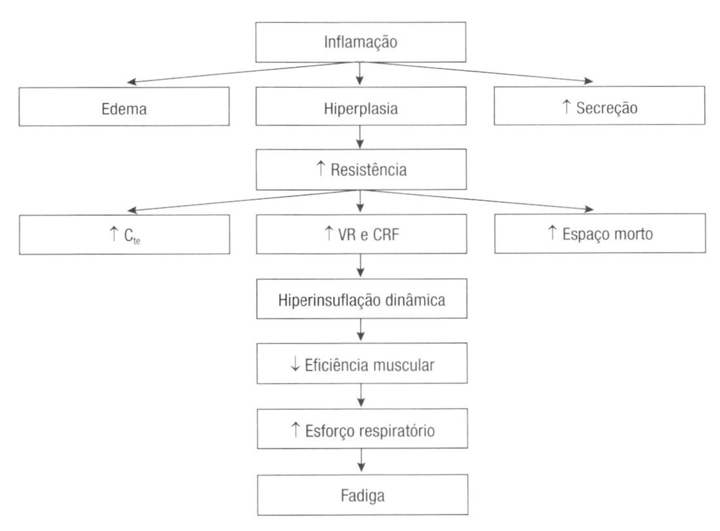

Figura 10.2 Alterações na mecânica ventilatória nas doenças obstrutivas. C_{te}: constante de tempo expiratório; CRF: capacidade residual funcional; VR: volume residual.

Tabela 10.1 Ajustes iniciais da ventilação mecânica no paciente com doença obstrutiva

Modo ventilatório	VCV ou PCV
Volume corrente	6 mL/kg* de peso predito**
Frequência respiratória	f entre 8–12 rpm
Relação inspiração: expiração	Inferior a 1:3, visando prolongar o tempo expiratório
Fluxo inspiratório	Quando no modo VCV: fluxo inspiratório desacelerado de 40 a 60 L/min
Fração inspirada de O_2	Ajustar de acordo com a monitorização e gasometria arterial Utilizar a menor FiO_2 para manter SpO_2 entre 92% e 95% e PaO_2 entre 65 e 80 mmHg.
Volume-minuto	Ajustar para correção do pH arterial, não da $PaCO_2$ (em pacientes com retenção crônica de CO_2)
PEEP	Valores maiores para corrigir auto-PEEP (aproximadamente 85% da auto-PEEP).
Sensibilidade	–1 a –2 cmH_2O ou 2 L/min

*Em PCV ou PSV, monitorizar excessos de VC. **Ver no Capítulo 4 (Modalidades da Ventilação Mecânica).

Corrigindo a hiperinsuflação dinâmica

O aumento da resistência associado à hiperinsuflação pulmonar impede a expiração completa antes do ciclo seguinte. O aumento do volume pulmonar gera aumento na pressão alveolar ao final da expiração, fenômeno conhecido como *hiperinsuflação dinâmica* ou *auto-PEEP* (Figura 10.3). Três fatores são determinantes na ocorrência da hiperinsuflação dinâmica: resistência ao fluxo expiratório; volume corrente exalado e tempo expiratório. Dessa forma, os ajustes para corrigir a hiperinsuflação dinâmica envolvem o volume corrente, a frequência respiratória, a relação inspiração:expiração e o fluxo e PEEP. A Figura 10.4 demonstra como identificar a auto-PEEP.

Controle da ventilação

A monitorização da ventilação mecânica em pacientes com doença obstrutiva é essencial para a prevenção da hiperinsuflação dinâmica e de lesão pulmonar associada à ventilação.

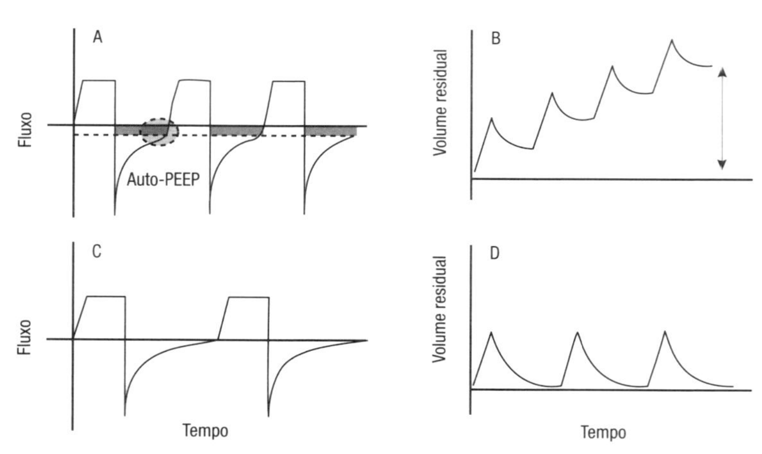

Figura 10.3 Hiperinsuflação pulmonar dinâmica. (**A**) Curva de fluxo-tempo – o ciclo inspiratório inicia antes que todo o volume corrente seja exalado, de forma que o fluxo expiratório não chega à linha de base; (**B**) Aumento do volume pulmonar em virtude do aprisionamento aéreo; (**C**) Curva de fluxo-tempo após redução da frequência respiratória e aumento do tempo expiratório; (**D**) Normalização do volume pulmonar após ajuste da frequência respiratória e do tempo expiratório. Adaptada de J Pediatr (Rio J). 2007;83(Suppl. 2):S100-8).

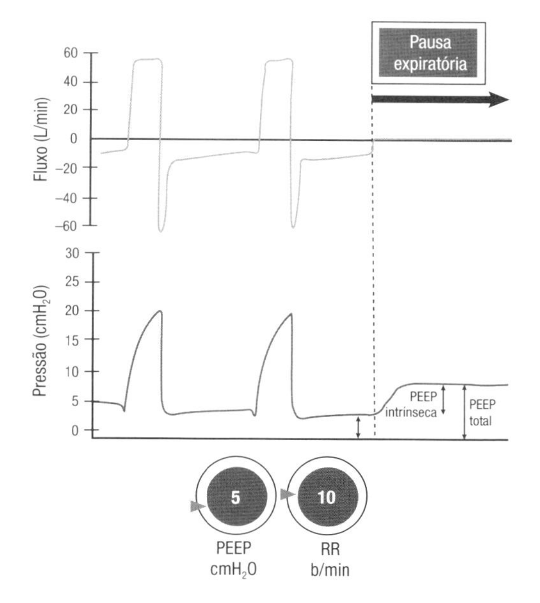

Figura 10.4 Como estimar a auto-PEEP, que pode ser calculada a partir de uma pausa expiratória, pela diferença entre a PEEP total e a PEEP extrínseca (ajustada no ventilador mecânico). RR: respiratory rate; f: frequência respiratória.

Os principais parâmetros são:

- **Pressão platô:** até 30 cmH_2O, ajustar o VC ou a pressão inspiratória, a fim de que não exceda o limite da pressão platô (VC preconizado em torno de 6 m L/kg de peso predito).
- **Pressão de pico:** até 40 cmH_2O. Em crises de broncoespasmo podem ser tolerados até 45 cmH_2O, desde que a pressão platô não ultrapasse 30 cmH_2O.
- **Resistência das vias aéreas:** valor normal de 4 a 10 $cmH_2O/L.s$. Nas doenças obstrutivas, tolera-se até 20 $cmH_2O/L.s$.
- **Auto-PEEP:** tolerar valores até 2 cmH_2O, desde que não haja repercussão hemodinâmica.

Ajustes finos

Rampa ou *rise time*: em razão do aumento da resistência nas vias aéreas, o tempo de entrega do fluxo inspiratório (rampa ou *rise time*) deve ser ajustado a fim de evitar pico de fluxo excessivo, fenômeno conhecido como

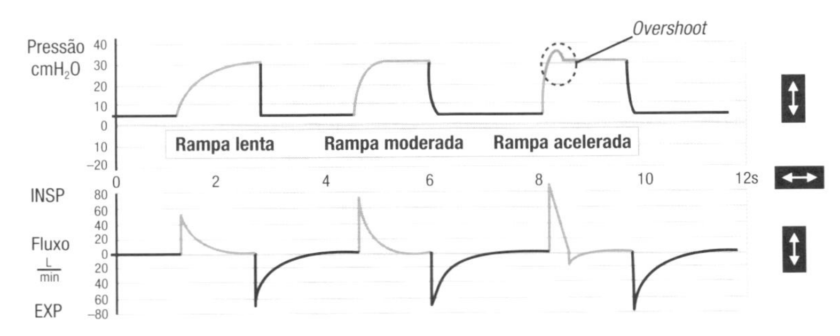

Figura 10.5 Efeitos do *rise time*. A rampa acelerada gera um fluxo expiratório excessivo, de modo que a pressão de pico inspiratória excede o limite estabelecido.

overshoot (Ver Capítulo 8 – Identificando e Corrigindo Assincronias Ventilatórias). A Figura 10.5 mostra o efeito do *rise time* na pressão inspiratória.

- **Critério de ciclagem em PSV:** o desmame da ventilação mecânica deve ser considerado precocemente em pacientes com doenças obstrutivas. Dessa forma, o uso de modalidades espontâneas deve ser instituído assim que possível. Atenção especial deve ser dada ao critério de ciclagem, considerando o tempo expiratório prolongado nessa população. Os critérios de ciclagem baixos prolongam o tempo inspiratório e diminuem o tempo expiratório, o que pode favorecer a hiperinsuflação pulmonar ou a ocorrência de *overshoots* caso o paciente force a expiração ainda durante a fase inspiratória (Figura 10.6). Portanto, critérios de ciclagem maiores são indicados nesse perfil de pacientes.

Ventilação mecânica nas doenças restritivas

As doenças pulmonares restritivas se caracterizam pela redução da capacidade de expansão do tecido pulmonar, ou seja, pela redução da complacência pulmonar, secundária a diversas condições, tais como: doenças neuromusculares, SDRA, fibrose pulmonar, obesidade, entre outras.

A ventilação mecânica em pacientes com doenças restritivas visa, primariamente, minimizar a ocorrência de lesão pulmonar induzida pela ventilação (VILI, do inglês *Ventilator-Induced Lung Injury*). Dessa forma, o controle das forças de distensão e de deformação do tecido pulmonar se faz ne-

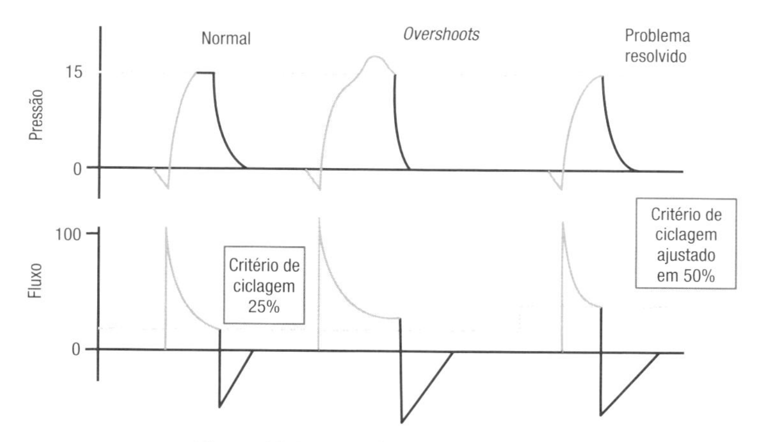

Figura 10.6 Ajuste do critério de ciclagem.

cessário para evitar a VILI. As variáveis relacionadas às forças de distensão do tecido pulmonar e utilizadas na monitorização da VM são: a pressão platô, o volume corrente e a pressão de distensão ou *driving pressure*.

Ajustes da ventilação mecânica

A estratégia de ventilação protetora tem sido apontada como melhor opção para este grupo de pacientes, sendo associada a melhores desfechos e menor mortalidade.

A estratégia protetora utiliza baixas pressões inspiratórias (Pplatô) e baixos volumes correntes. O uso de PEEP alta ainda é controverso e os resultados observados na literatura variam de acordo com a população estudada, bem como a gravidade da doença. A Tabela 10.2 resume as recomendações de parâmetros iniciais para pacientes com SDRA e doenças restritivas.

Além do controle da pressão platô, a pressão de distensão ou *drinving pressure* (diferença entre pressão platô – PEEP) tem sido utilizada para a monitorização e manejo da ventilação mecânica em pacientes com SDRA. O índice *driving pressure* pode ser calculado rotineiramente para pacientes que não estão fazendo esforços inspiratórios.

O cálculo da *driving pressure* indica o tamanho "funcional" do pulmão, sendo relacionada a maior sobrevida quando mantida abaixo de 15 cmH_2O.

Tabela 10.2 Ajustes iniciais e controle da ventilação mecânica no paciente com doença restritiva

Modo ventilatório	VCV ou PCV
Volume corrente	6 mL/kg de peso predito Na SDRA: 3–6 mL/kg de peso predito
Frequência respiratória	Iniciar com f de 20, aumentar até 35 rpm se necessário, desde que não haja auto-PEEP
Pressão platô	Manter ≤ 30 cmH_2O
Fração inspirada de O_2	Menor FiO_2 possível para manter SpO_2 > 92%
PEEP	Na SDRA: evitar usar PEEP < 5 cmH_2O, aumentar conforme gravidade e indicação Nas doenças restritivas em geral: 5–10 cmH_2O

FiO_2: fração inspirada de oxigênio; f: frequência respiratória; FiO_2: fração inspirada de oxigênio; PCV: ventilação com pressão controlada; PEEP: pressão positiva expiratória final; rpm: respirações por minuto; SDRA: Síndrome do desconforto respiratório agudo; SpO_2: saturação periférica de oxigênio; VCV: ventilação com volume controlado.

Ajustes finos

- ***Rise time*:** recomenda-se um *rise time* menos acelerado nas doenças restritivas, tendo em vista a baixa complacência.
- **Critério de ciclagem:** devido a dificuldade de expansão pulmonar, nos pacientes restritivos, é recomendado um critério de ciclagem menor (< 25%), com o objetivo de prolongar o tempo inspiratório.

Manobra de Recrutamento Alveolar

As manobras de recrutamento alveolar (MRA) tem como objetivo recrutar áreas alveolares colapsadas e aumentar a área pulmonar funcional, a fim de reduzir as pressões de distensão e minimizar o risco de atelectrauma durante a ventilação mecânica. Diversos estudos demonstraram efeitos positivos da MRA seguida de titulação da PEEP sobre a oxigenação e complacência do sistema respiratório. No entanto, diante dos resultados do estudo *Recruitment for Acute Respiratory Distress Syndrome Trial* (ART, 2017), o impacto da MRA sobre a mortalidade em pacientes com SDRA moderada a grave ainda é controverso. Assim, a aplicação de MRA deve ser feita com cautela.

A Figura 10.7 propõe um modelo de manobra de recrutamento alveolar, com base nas recomendações da Diretriz Brasileira de Ventilação Mecânica de 2013. Após a manobra de recrutamento é necessário calcular o valor de PEEP ideal para manter a maior área pulmonar recrutada. A *Titulação da PEEP* deve ser realizada logo após a MRA, por meio da medida da complacência estática em valores decrementais de PEEP, ou seja, a PEEP é reduzida progressivamente em *steps* de 3–4 cmH_2O a cada 4 minutos e a complacência estática é mensurada em cada um dos níveis. A PEEP ideal é aquela em que for obtida a melhor complacência com acréscimo de 2–3 cmH_2O (Figura 10.8).

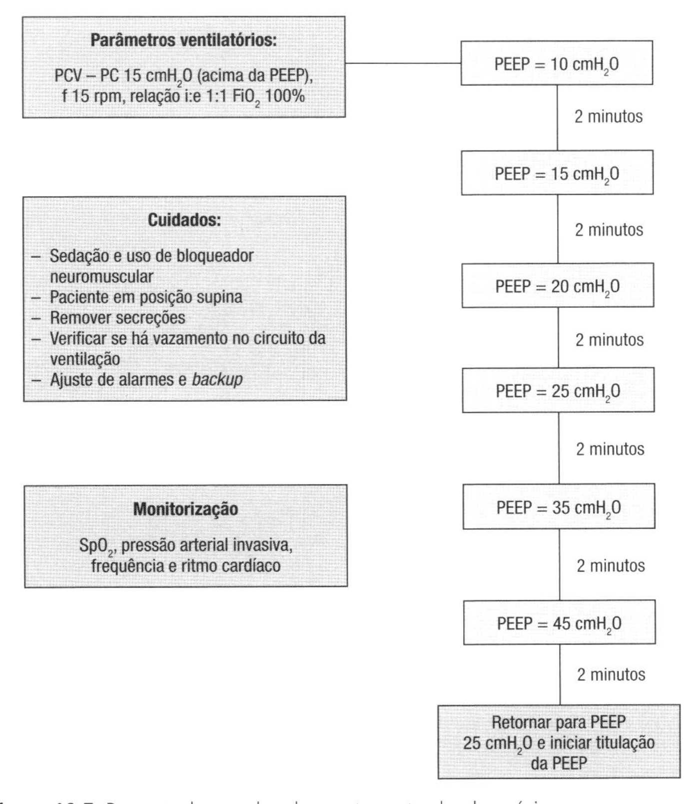

Figura 10.7 Proposta de manobra de recrutamento alveolar máximo.
f: frequência respiratória; FiO_2: fração inspirada de oxigênio; PEEP: pressão positiva expiratória final; Pins: pressão inspiratória PCV: ventilação controlada a pressão.

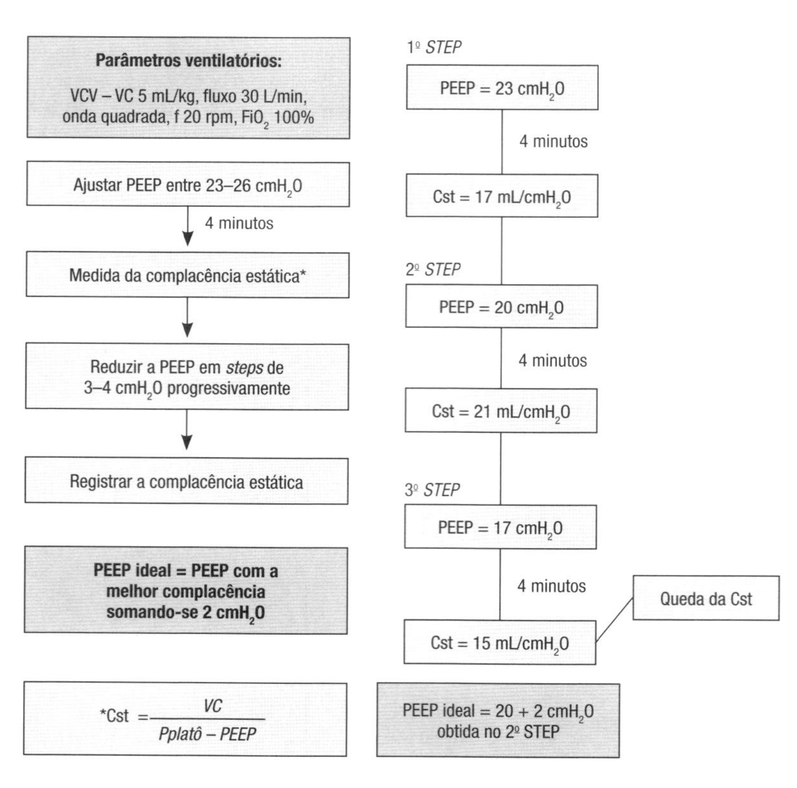

Figura 10.8 Método para titulação da PEEP por meio da complacência estática. Note no esquema à direita que a titulação foi iniciada com PEEP de 23 cmH_2O e reduzida progressivamente, após cada *step* de 4 minutos, a complacência estática foi calculada. No 3º *step*, com PEEP de 17 cmH_2O, houve queda da complacência. A melhor complacência foi obtida com PEEP de 20 cmH_2O, desta forma, a PEEP ideal equivale à PEEP do 2º *step* com acréscimo de 2 cmH_2O (22 cmH_2O). Cst: complacência estática; f: frequência; FiO_2: fração inspirada de oxigênio; PEEP: Pressão positiva expiratória final; Pins: pressão inspiratória; VC: volume corrente; VCV: ventilação controlada a volume.

LEITURA RECOMENDADA

Amato MB, Barbas CS, Medeiros DM et al. Effect of a protective-ventilation strategy on mortality in the acute respiratory distress syndrome. N Engl J Med. 1998; 338(6): 347-54.

Amato MBP, Meade MO, Slutsky AS et al. Driving Pressure and Survival in the Acute Respiratory Distress Syndrome. N Engl J Med. 2015; 372:747-55.

Barbas CSV et al. Recomendações brasileiras de ventilação mecânica 2013. Rev Bras Ter intensiva. São Paulo. 2014;26(2)89-121.

Carvalho CR, Junior CT, Franca SA. III Consenso Brasileiro de Ventilação Mecânica. J Bras Pneumol. 2007.

Grinnan DC, Truwit JD. Clinical review: Respiratory mechanics in spontaneous and assisted ventilation. Critical Care. 2005; 9(5):472-84.

Marchioni A, Tonelli R, Ball L et al. Acute exacerbation of idiopathic pulmonary fibrosis: lessons learned from acute respiratory distress syndrome? Critical Care. 2018; 22:80. doi:10.1186/s13054-018-2002-4.

Writing Group for the Alveolar Recruitment for Acute Respiratory Distress Syndrome Trial (ART) Investigators. Effect of Lung Recruitment and Titrated Positive End-Expiratory Pressure (PEEP) vs Low PEEP on Mortality in Patients with Acute Respiratory Distress Syndrome. A Randomized Clinical Trial. JAMA. 2017;318(14):1335–1345. doi:10.1001/jama.2017.14171.

Interpretando Gráficos e *Loops*

11

CAPÍTULO

Weriton Abreu Bernardi

Introdução

Atualmente, os ventiladores mecânicos proporcionam ao profissional de saúde amplo "arsenal" no referente à avaliação de parâmetros, curvas e *loops* que refletem a mecânica pulmonar do paciente.

Seja observando simples curvas de volume, fluxo ou pressão até diferentes formas de alças pressão-volume, cabe ao profissional de saúde o entendimento completo de tais curvas e *loops*, interpretando-os adequadamente e possibilitando uma tomada de decisões adequada ao paciente sob ventilação mecânica.

Após a compreensão básica das curvas e *loops* em ventilação mecânica, pode-se partir para o estudo e interpretação gráfica em situações patológicas.

Loop pressão-volume (alça P-V)

A alça P-V consiste em dois segmentos que se unem em dois pontos. O primeiro ponto de contato é ao nível zero ou próximo a ele e o segundo a um ponto distante de zero. O segmento inferior da curva representa a inspiração, e o segmento superior, a expiração (Figura 11.1).

Por meio da análise gráfica da alça P-V é possível identificar alterações na mecânica ventilatória, assincronias, hiperdistensão pulmonar, titulação da PEEP, dentre outras.

Na Figura 11.2, é traçada uma reta e demarcada a área em cinza-claro que denota uma típica alça P-V (A). As inclinações nessa alça destacam alterações na complacência do sistema respiratório. Um desvio em direção ao eixo vertical de volume (B) indica aumento na complacência, enquanto um desvio na direção do eixo horizontal de pressão (C) indica redução da complacência.

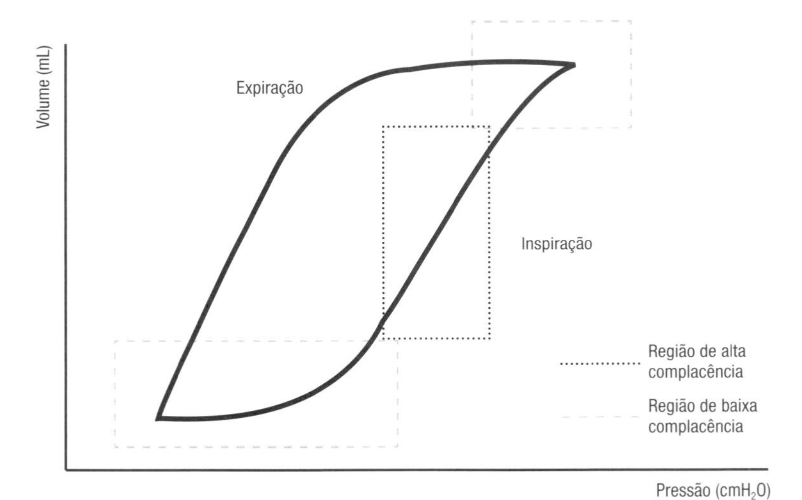

Figura 11.1 Alça pressão-volume (alça P-V).

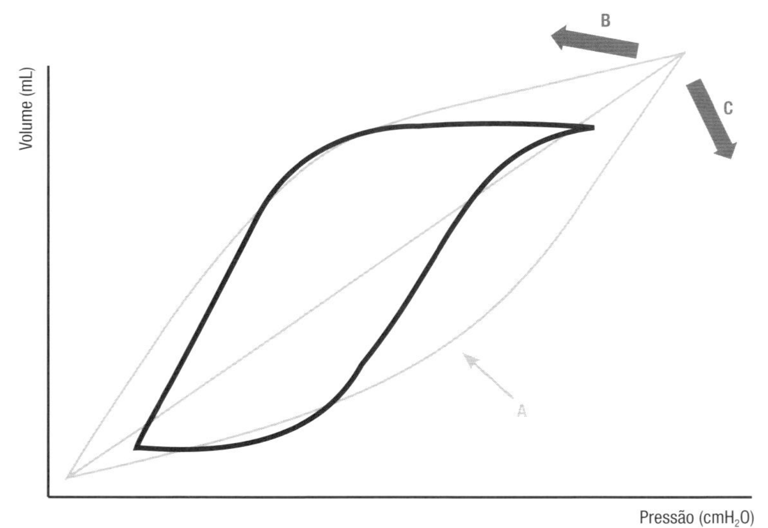

Figura 11.2 Alterações de complacência e o desvio da alça P-V.

Na Figura 11.3, pode-se identificar, na imagem da direita, um situação de hiperdistensão alveolar. Nota-se aumento pressão de distensão sem grande variação de volume, caracterizando uma zona de baixa complacência na alça P-V.

Em situações em que a complacência do sistema respiratório estiver reduzida, como no caso da SDRA, será observada uma alça P-V, como demonstrado na Figura 11.4.

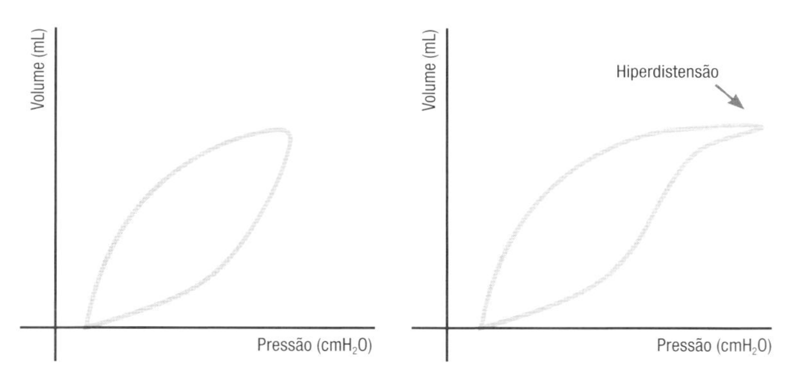

Figura 11.3 Hiperdistensão alveolar.

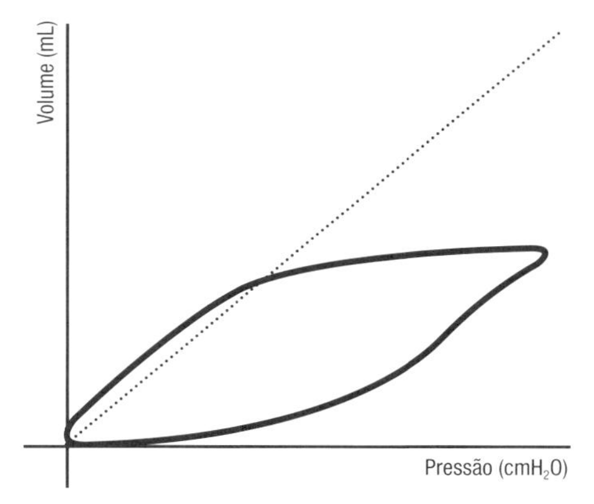

Figura 11.4 Alça P-V. Baixa complacência pulmonar (SDRA).

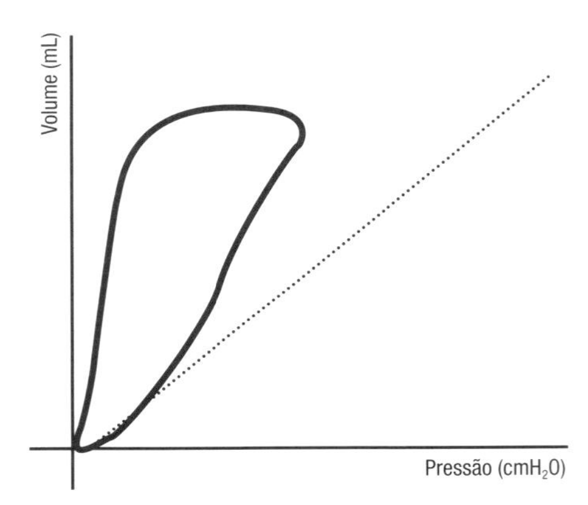

Figura 11.5 Alça P-V. Alta complacência pulmonar (enfisema pulmonar).

Em situações em que a complacência do sistema respiratório estiver aumentada, como no caso do enfisema pulmonar, será observada uma alça P-V, como demonstrado na Figura 11.5.

Loop fluxo-volume (alça fluxo-volume)

A alça fluxo-volume é plotada sobre um eixo vertical (fluxo) e um eixo horizontal (volume). A curva de inspiração está situada acima do eixo horizontal e a curva de expiração abaixo desse eixo. Inicia-se a sua interpretação observando a curva inspiratória que segue no sentido horário a partir do ponto zero (Figura 11.6), passando pela fase expiratória e retornando ao ponto zero.

Útil na análise de situações como aprisionamento aéreo, presença de secreções nas vias aéreas, assincronias, resistência ao fluxo aéreo, dentre outras, a alça fluxo-volume é demonstrada da Figura 11.6.

A Figura 11.7 demonstra a análise da alça fluxo-volume de um paciente hipersecretivo ventilado mecanicamente. Nota-se a presença de pequenos "serrilhados" na curva inspiratória e, principalmente, na curva expiratória.

Na Figura 11.8, é demonstrada uma alça fluxo-volume em situação de baixa complacência do sistema respiratório.

A Figura 11.9 demonstra, na alça fluxo-volume, situação de aumento da resistência das vias aéreas na inspiração e expiração.

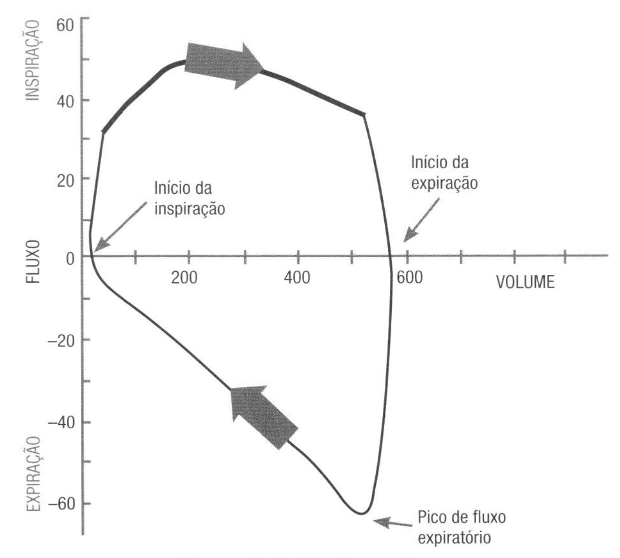

Figura 11.6 Alça fluxo-volume.

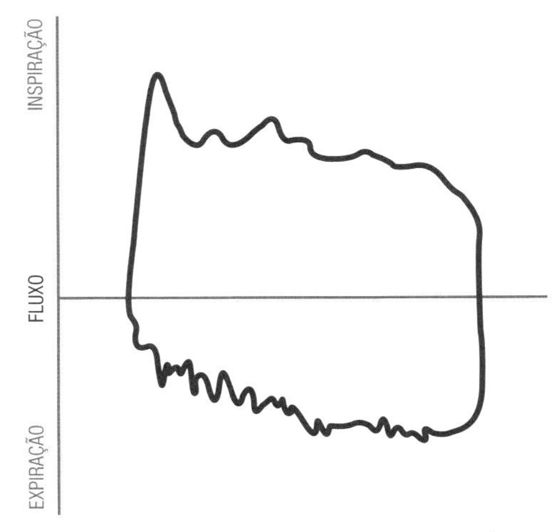

Figura 11.7 Alça fluxo-volume. Hipersecreção pulmonar.

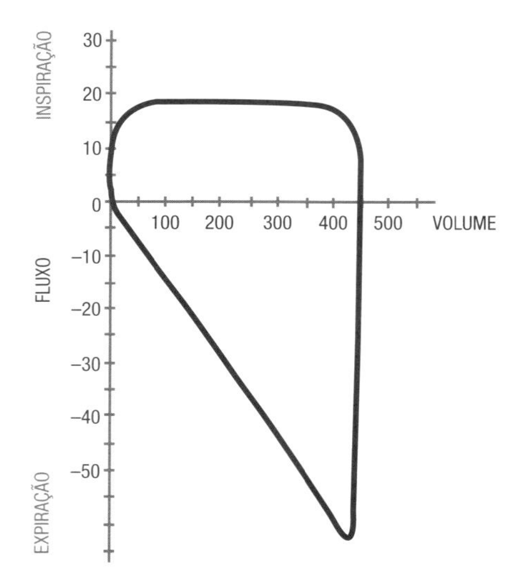

Figura 11.8 Alça fluxo-volume. Complacência pulmonar reduzida.

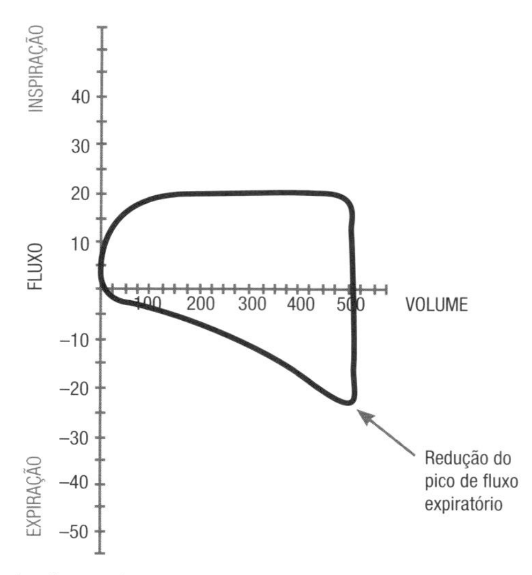

Figura 11.9 Alça fluxo-volume. Aumento de resistência inspiratória e expiratória.

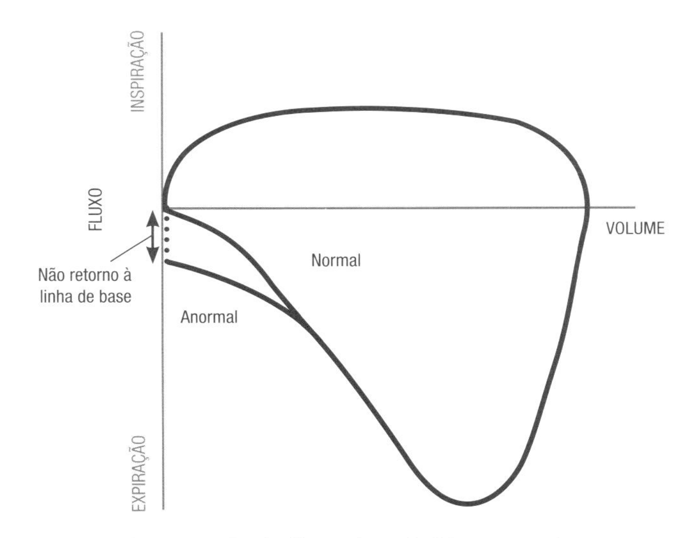

Figura 11.10 Alça fluxo-volume. Aprisionamento aéreo.

A Figura 11.10 demonstra uma situação de aprisionamento aéreo (auto--PEEP), analisada pela alça fluxo-volume. Nota-se o não retorno da curva expiratória à linha de base ao final da expiração.

A interpretação gráfica de curvas e *loops* torna a tomada de decisões sobre o paciente ventilado mecanicamente mais individualizada e adequada a cada momento do suporte ventilatório, facilitando o controle da ventilação, ajudando na prevenção de lesão pulmonar induzida pela ventilação mecânica e suas consequências sistêmicas e otimizando os resultados e segurança ao paciente.

LEITURA RECOMENDADA

Carvalho CRR. Ventilação mecânica. Volume II – Avançado. CBMI 2000.
Carvalho CRR. Ventilação mecânica. Volume I – Básico. CBMI 2000.
Emmerich JC. Monitorização Respiratória. 2ª ed. Revinter. Rio de Janeiro, 2001.
Iotti GA, Braschi A. Monitorização da Mecânica Respiratória. Atheneu, São Paulo. 2004.
Lu Q, Rouby JJ. Measurement of pressure-volume curves in patients on mechanical ventilation. Methods and significance. Minerva Anestesiol. Maio 2000; 66(5):367-75.
Scanlan CL. Wilkins RL, Stoller JK. Fundamentos da Terapia Respiratória de Egan. 7ª ed. Manole, São Paulo, 2000.

Índice Remissivo

Obs.: números em *itálico* indicam figuras.

Este livro foi impresso nas oficinas gráficas da Editora Vozes Ltda.,
Rua Frei Luís, 100 – Petrópolis, RJ.